U0004655

生酮

飲食聖經

THE KETOGENIC BIBLE

食譜篇

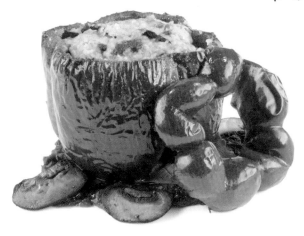

雅各‧威爾森 Jacob Wilson
萊恩‧羅力 Ryan Lowery ── 合著

郭珍琪 ── 譯

晨星出版

關於食譜篇

　　每個人在開始採取生酮飲食的最初想法是：「所以你是說，我必須放棄餅乾和起司蛋糕，以及我最喜歡的周日早餐煎餅，是嗎？」事實上並非如此。對於任何你喜歡吃的碳水化合物，幾乎都有同樣美味的生酮替代品，有時甚至更好呢！

　　請參閱本書收錄的美味食譜並發揮你的創意將喜愛的美食生酮化，讓自己樂在其中，你會發現選擇生酮的生活型態並沒有想像中的困難與受限。

　　《生酮飲食聖經》是我們投注無數時間的心血結晶。我們打從心底希望你享受閱讀這本書，就像我們享受創造它的旅程一樣。

注意事項

1. 蛋白粉
　　我們偏愛使用由含有纖維素膠和葵花籽卵磷脂的乳清與酪蛋白混合物製成的蛋白粉。這些成分不僅有助於結合脂肪，還能提升口感。相較於只含乳清的蛋白粉末，乳清與酪蛋白混合物更像一般的麵粉，可以預防食物變乾。你可以隨意更換你喜歡的蛋白粉，但要留意它可能會影響成品的口感。

2. 計量換算
　　因計量單位無法完全換算，建議使用其中一種衡量單位。

1cup＝250mℓ	1lb＝450g
1tbsp＝15mℓ	1qt＝0.9ℓ
1tsp＝5mℓ	1in＝2.5cm＝25mm
1oz＝30g＝30mℓ	

目錄

水牛城辣烤花椰菜（Battered Buffalo Bites）| 50

開心果羊奶起司佐覆盆莓醬（Pistachio-Coated Goat Cheese with Raspberry Coulis）| 52

羅勒帕馬森起司片（Basil–Cracked Pepper Parmesan Chips）| 53

麵包起司棒（Breaded Mozzarella Sticks）| 54

脆片佐煙燻奶酪醬（Chips and Smoky Queso Dip）| 56

培根羊奶起司球（Bacon-Wrapped Feta）| 58

辣培根蕃茄生菜（Chipotle BLTs）| 59

水牛城辣醬（Buffalo Chicken Dip）| 60

主餐／配菜

沙朗牛排佐「烤馬鈴薯泥」和秋葵（Dry-Aged Steaks with Duchess "Potatoes" and Pan-Fried Okra）| 62

紐約風味披薩（New York Style Pizza）| 64

雞肉捲佐酪梨醬（Chicken Avocado Roulade）| 66

南瓜香辣濃湯（Pumpkin Chili）| 68

泰式椰奶咖哩（Thai Coconut Curry）| 70

快炒雞肉（Chicken Stir-Fry）| 72

布利起司牛肉小漢堡（Brie Sirloin Sliders）| 74

加州風味義大利麵與肉丸（California-Style Spaghetti and Meatballs）| 76

牧羊人派（Shepherd's Pie）| 78

培根雜燴捲（Bacon-Wrapped Cajun Casserole）| 80

鮭魚菠菜燴飯（Salmon over Spinach Risotto）| 82

豬肚酸辣墨西哥餅（Braised Pork Belly Tacos with Chipotle Red Pepper Chutney and Pickled Jalapeños）| 84

粉紅胡椒奶油扇貝蘆筍（Pan-Seared Scallops with Pink Peppercorn Cream Sauce and Asparagus）| 86

豬肩肉佐蜜汁配紫甘藍（Braised Pork Shoulder with Demi-Glace over Purple Cabbage）| 88

甜椒義大利香腸佐蕃茄蘑菇醬（Italian Sausage–Stuffed Bell Peppers with Tomato-Mushroom Marinara）| 90

曼菲斯式烤雞佐青豆醬（Memphis-Style Barbecued Chicken with Green Beans Amandine）| 92

阿拉斯加捲佐拉差蒜泥蛋黃醬（Alaska Rolls with Sriracha Aioli）| 94

烤蘆筍佐帕馬森起司和喜馬拉雅鹽（Roasted Asparagus with Parmesan and Himalayan Salt）| 95
烤甜椒奶油青豆（Roasted Red Pepper Brown Butter Green Beans）| 96
紅燒培根球芽甘藍（Braised Bacon-y Brussels）| 97
帕馬森起司茄子佐義式蕃茄醬（Eggplant Parmesan with Marinara）| 98

甜點

經典巧克力脆餅（Classic Chocolate Chip Cookies）| 100
雙倍巧克力脆餅（Double Chocolate Chip Cookies）| 102
豆蔻焦糖楓香餅（Cardamom Snickerdoodles with Maple Bourbon Caramel）| 104
巧克力碎餅（Chocolate Bark）| 106
巧克力慕斯（Chocolate Mousse）| 108
布朗尼杯子蛋糕（Single-Serving Brownie Mug Cake）| 110
經典起司蛋糕（Classic Cheesecake）| 112
甜餅（Sugar Cookies）| 114
巧克力培根（Chocolate-Covered Bacon）| 116
濃情巧克力蛋糕佐瑞士奶油糖霜（Rich Chocolate Cupcakes with Swiss Buttercream）| 118
巧克力花生軟糖（Chocolate Peanut Butter Fudge）| 120
布朗尼軟糖（Fudge Brownies）| 121
檸檬藍莓蛋糕（Single-Serving Lemon Blueberry Cake）| 122
濃郁巧克力酪梨冰淇淋（Rich Chocolate Avocado Ice Cream）| 124
楓糖波本胡桃酪梨冰淇淋（Maple Bourbon Pecan Avocado Ice Cream）| 126
鹹味焦糖霜胡蘿蔔蛋糕（Carrot Cake with Salted Caramel Frosting）| 128
花生香蕉松露巧克力（Chocolate Peanut Butter Banana Truffles）| 130
愛爾蘭奶油開心果蛋糕（Irish Cream Pistachio Cake Squares）| 132

基本

附錄─烹飪科學

經典粉霜甜甜圈
（CLASSIC POWDERED CAKE DOUGHNUTS）

每份多量營養素含量	脂肪	碳水化合物	纖維	蛋白質
465 大卡	35.8 公克	5.3 公克	1.8 公克	30.5 公克

份量	12 個（每份 2 個）	準備時間	10 分鐘，外加 20 分鐘待涼	烹調時間	9 至 11 分鐘

1 cup 生日蛋糕蛋白粉
（Birthday Cake）

½ cup 香草蛋白粉

⅔ cup 去皮杏仁粉

½ tsp 烘焙粉

¼ tsp 肉桂粉

⅛ tsp 猶太鹽（kosher salt）

3 顆蛋

1 tsp 香草精

¾ cup（1½ 條）無鹽奶油，
置室溫變軟

1 tbsp 顆粒赤藻糖醇

⅛ tsp 純蔗糖素

3 tbsp 切碎的澳洲堅果

¼ cup 赤藻糖醇粉末。

特殊工具：

2 個（6 孔）甜甜圈不沾烤盤

01 烤箱預熱至 180℃。

02 將蛋白粉、杏仁粉、烘焙粉、肉桂粉和鹽過篩放入大碗中。

03 用另一個碗，將雞蛋和香草精攪拌均勻。

04 使用手拿攪拌器或桌上型攪拌機，將奶油、粒狀赤藻糖醇和蔗糖素慢慢攪拌呈乳狀。隨著攪拌機的運轉，慢慢加入雞蛋糊，呈平滑狀後再慢慢加入乾性材料攪拌均勻，然後拌入澳洲堅果。

05 將麵糊倒入甜甜圈烤盤中，填滿四分之三的烤盤槽。烘烤 9 至 11 分鐘，直至插入甜甜圈的牙籤拔出後不沾黏。

06 將甜甜圈從烤盤中取出放在冷卻架上大約 20 分鐘。一旦冷卻後，將粉狀赤蘚糖醇倒入中碗中，一次放入一個甜甜圈，直至甜甜圈外表完全沾上赤蘚糖醇。

07 儲存在密閉容器中，冷藏可保存 4 天。

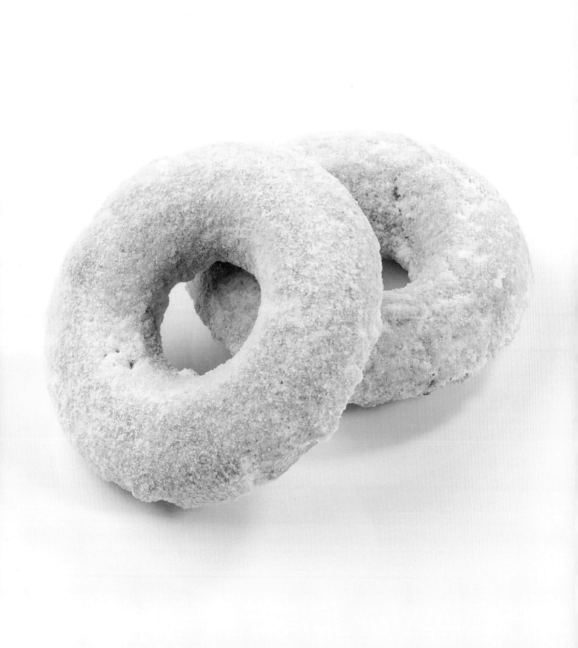

花椰菜「燕麥」
（CAULIFLOWER OVERNIGHT "OATS"）

每份多量營養素含量	脂肪	碳水化合物	纖維	蛋白質
258 大卡	18 公克	13.2 公克	8.2 公克	10.8 公克

份量	4 份	準備時間	20 分鐘，外加隔夜使之變濃稠	烹調時間	一

1 qt 水（0.9ℓ）

1 顆中型白花椰菜（直徑 5 到 6 in，12 到 15 ㎝）去核心並將小花部分磨碎

1 cup 無糖杏仁奶

¼ cup 香草蛋白粉

¼ cup 研磨亞麻籽粉

3 tbsp 椰子油油脂粉末或 MCT 油脂粉末

2 tbsp 椰子油或 MCT 油

2 tbsp 奇亞籽

2 tbsp 無糖椰子碎片

1 tbsp 洋車前子纖維粉

1 tbsp 肉桂粉

1 tsp 香草精

¼ tsp 五香粉

¼ tsp 豆蔻粉

¼ tsp 丁香粉

¼ tsp 薑粉

¼ tsp 肉豆蔻粉

¼ tsp 純甜菊粉或 1 到 2 tbsp 粒狀赤藻糖醇

01 將水倒入鍋中煮沸。當水加熱時，在篩網上鋪一層棉布，用沸水汆燙碎花椰菜 3 到 4 分鐘後，取出置於篩網上 5 到 10 分鐘以瀝乾水分。

02 把所有食材拌勻，分裝在四個 12 oz（320 ㎖）的容器中隔夜冷藏。

03 適合冷食。剩下的「燕麥」冷藏可保存 5 天。

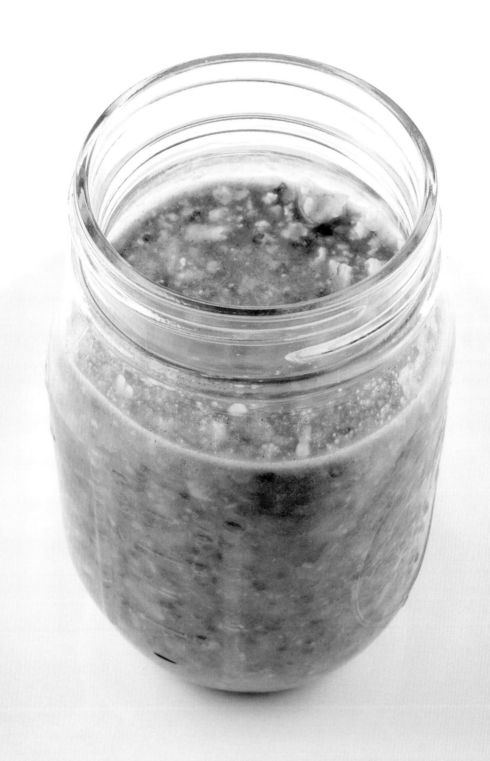

椰香巧克力馬芬
(COCONUT CHOCOLATE CHIP MUFFINS)

每份多量營養素含量	脂肪	碳水化合物	纖維	蛋白質
394 大卡	30 公克	14.9 公克	7.3 公克	15.9 公克

份量	12 個杯子蛋糕（每份 2 個）	準備時間	20 分鐘	烹調時間	20 至 23 分鐘

⅔ cup 高纖椰子粉

¼ cup 香蕉蛋白粉

1½ tbsp 香草蛋白粉

¼ cup 粒狀赤藻糖醇

1 tsp 烘焙粉

¼ tsp 猶太鹽

6 oz（¾ cup）奶油起司，置室溫軟化

⅔ cup 2%脂肪原味希臘優格

3 tbsp 無鹽奶油，置室溫軟化

4 顆雞蛋

¼ cup 烘焙專用頂極 55% 可可碎片（55% Cocoa Premium Baking Chips）

巧克力塗層：

2 oz（55g）無糖巧克力，切碎

1 tbsp 無鹽奶油，置室溫軟化

½ tsp 純蔗糖素

裝飾：

3 tbsp 無糖椰子絲

01 烤箱預熱至 180℃，並且在 12 連馬芬烤模內鋪上襯紙。

02 將椰子粉、蛋白粉、赤藻糖醇、烘焙粉和鹽過篩放入大碗備用。

03 使用手拿攪拌器或桌上型攪拌器，將奶油起司、優格和奶油攪拌呈柔滑狀，大約 2 至 3 分鐘。之後一次添加一顆雞蛋，繼續攪拌，直到濕性材料混合均勻。

04 將濕性材料倒入乾性材料中，用攪拌機混合直至平滑，之後拌入巧克力碎片。

05 把麵糊倒入糕點擠花袋，將麵糊擠入馬芬紙襯杯中，大約裝滿四分之三。烘烤 20 到 23 分鐘，直到牙籤插入馬芬中心取出不沾黏。

06 將馬芬從烤盤取出放在冷卻架上待涼。

07 準備巧克力塗層：將切碎的巧克力以高溫微波 2 到 3 分鐘，每 30 秒攪拌一次直到滑順。隨後將奶油和蔗糖素加到融化的巧克力中攪拌。

08 馬芬冷卻後，將融化的巧克力淋在頂端（如果巧克力開始凝固，你要用微波爐重複加熱 15 到 30 秒），最後灑上椰子絲。置於密閉容器內，室溫可保存 3 天，冷凍則可保存 1 個月。

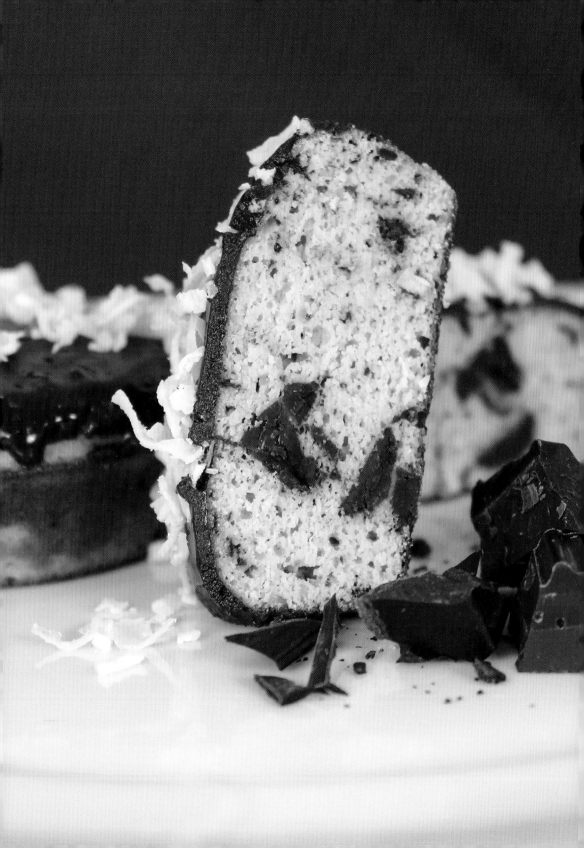

早餐千層麵
（BREAKFAST LASAGNA）

每份多量營養素含量	脂肪	碳水化合物	纖維	蛋白質
434 大卡	32.1 公克	10.1 公克	1.6 公克	27.4 公克

份量	4 份	準備時間	20 分鐘	烹調時間	大約 50 分鐘

½ 罐頭（14½ oz）碎番茄

½ 把新鮮羅勒切碎

1 tsp 大蒜粉

1 tbsp 和 ½ tsp 猶太鹽，分開備用

6 片培根

1 條中黃色櫛瓜（140g）切成半月型薄片

1 條中綠色櫛瓜（140g）切成半月型薄片

4 oz（110 g）瑞可塔（ricotta）起司

½ cup 莫札瑞拉（mozzarella）起司絲（約 2 oz）

2 oz（55 g）塞拉諾（Serrano）火腿或其他精選火腿（自選）

½ 顆小洋蔥切成薄片

6 顆雞蛋

⅓ cup 動物性鮮奶油

¼ cup 磨碎的帕馬森（Parmesan）起司（約 1 oz）

01 烤箱預熱至 180℃，將冷卻架放在烘烤盤上。

02 製作醬汁：用中火將碎蕃茄、羅勒、大蒜粉和 ½ tsp 鹽煨 20 分鐘。

03 把培根放在烘烤盤的冷卻架上烘烤 10 至 15 分鐘直到酥脆。再將培根斜向對切成兩片。

04 當醬汁和培根在烹調時，將黃色和綠色櫛瓜切片放在烘烤盤上，並用剩下的 1 tbsp 鹽均勻抹在櫛瓜表面，靜置 10 至 15 分鐘以脫水，再沖洗去除多餘的鹽。

05 組合千層麵，在一個 9×5 in（22×12 cm）的麵包烤盤或 8 in（20 cm）方形烤盤的底部塗上 2 至 3 tbsp 醬汁。將一半的瑞可塔起司、莫札拉瑞起司、烤好的培根、火腿（如果有）、櫛瓜片和洋蔥片鋪在醬汁上。之後倒入剩餘的醬汁，然後再將其餘的起司、肉和蔬菜鋪上。

06 在一個大碗中，將雞蛋和動物性鮮奶油攪拌在一起後，倒在千層麵上。

07 將千層麵烘烤 30 至 33 分鐘，過程中將烤盤取出前後旋轉，直到蛋凝固（千層麵表層可見液體變少），邊緣開始變褐色後，取出千層麵並放入帕馬森起司，再放回烤箱，直到帕馬森起司變成褐色，過程大約 2 分鐘。

08 切成 4 等分並趁熱食用。剩餘的千層麵可放入密閉容器，冷藏可保存 4 天。

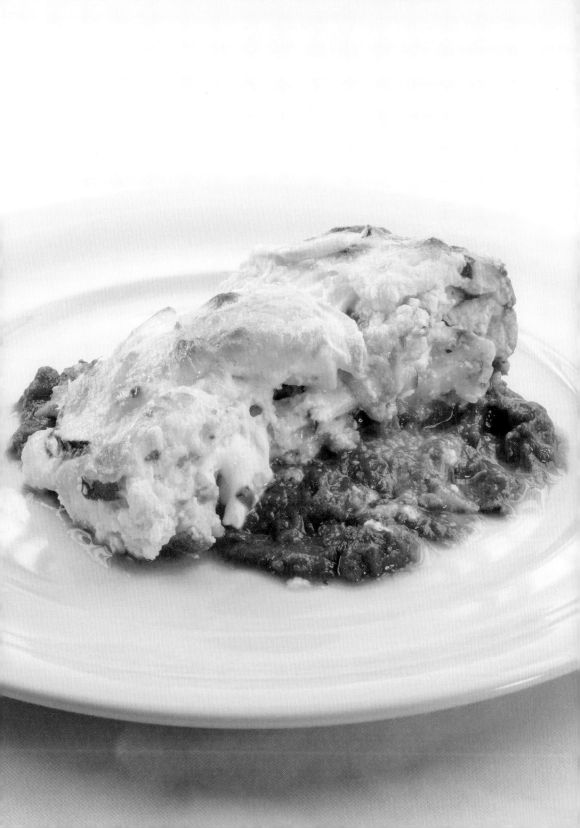

肉食者鹹派
(MEAT LOVER'S QUICHE)

每份多量營養素含量	脂肪	碳水化合物	纖維	蛋白質
348 大卡	27.5 公克	5.3 公克	2.2 公克	18.8 公克

份量	8 份	準備時間	15 分鐘	烹調時間	大約 40 分鐘

派皮：

1 顆雞蛋

½ cup 去皮杏仁粉

¼ cup（½ 條）無鹽奶油，切成小塊狀，置室溫軟化

¼ cup 切達（cheddar）起司（約 1 oz）

2 tbsp 研磨亞麻籽粉

2 tbsp 高纖椰子粉

內餡：

4 片培根切碎

4 oz（110g）墨西哥未加工香腸切碎

1 中甜椒（任何顏色）切碎

1 小蕃茄切碎

½ 顆小洋蔥切碎

1 tsp 大蒜粉

2 oz（55g）生火腿切碎（自選）

4 顆雞蛋

¼ cup 動物性鮮奶油

¾ cup 格律耶爾（Gruyère）起司絲（約 3 oz）

⅓ cup 帕馬森起司粉（約 1 oz，自選）

01 烤箱預熱至 200℃，在 9in 派盤內上油。

02 用攪拌碗將派皮的材料混合均勻形成麵團。將麵團放入塗有油脂的派盤上，用手指將其均勻壓在盤底和盤的兩側，烘烤 5 到 7 分鐘。烤好後將派盤從烤箱取出，並且將溫度降到 180℃。

03 製作餡料：將培根和香腸放入煎鍋用中火煎 3 至 4 分鐘，然後加入甜椒、蕃茄、洋蔥和大蒜粉拌炒 2 到 3 分鐘，直到蔬菜變軟後關火。如果有使用火腿，這時將其添加到鍋中攪拌均勻，隨後將肉和蔬菜移到烤好的派皮中，均勻平鋪在底部。

04 將雞蛋和動物性鮮奶油打發，將其鋪在肉餡上，頂部灑上起司。

05 將派放入烤箱烘烤 33 至 37 分鐘，過程中轉動平底鍋，直至雞蛋凝固並且外皮邊緣開始變褐色。鹹派烤好後取出，切成 8 等分趁熱食用。剩餘的鹹派冷藏可保存 4 天。

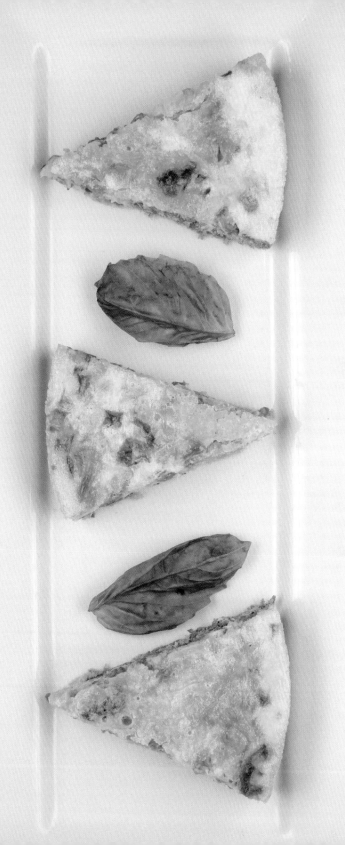

班尼迪克蛋
（EGGS BENEDICT）

每份多量營養素含量	脂肪	碳水化合物	纖維	蛋白質
521 大卡	41.3 公克	8.4 公克	5.3 公克	28.9 公克

份量	4 份		準備時間	15 分鐘		烹調時間	大約 15 分鐘

　　水波式泡煮是一種將蔬菜、肉類、水果或雞蛋用沸騰液體如高湯、果汁或水煮熟的方法。液體的溫度應為 70℃ 至 80℃，好讓液體蒸發（即產生蒸汽），但不會處於沸騰的狀態。

上層：

1 qt 水（0.9 ℓ）

2 tbsp 白醋

8 顆雞蛋

8 片加拿大燻焙根

1 顆大蕃茄切成 8 片

½ cup 荷蘭醬（Hollandaise）（第 139 頁）

英式馬芬：

½ cup 去皮杏仁粉

⅓ cup 高纖椰子粉

1 tsp 烘焙粉

¼ tsp 大蒜粉

¼ tsp 洋蔥粉

¼ tsp 猶太鹽

4 顆雞蛋

¼ cup（½ 條）無鹽奶油，使其融化

至少 1 tbsp 無鹽奶油，煎馬芬用

01　將水和醋倒入鍋中用中火煮沸。用一個大碗放上漏勺，並且將烘焙紙平鋪在烤盤上，將烤箱預熱至 180℃。

02　馬芬：將杏仁粉、椰子粉、烘焙粉、大蒜粉、洋蔥粉和鹽放入碗中攪拌均勻。在另一個碗中，將雞蛋和融化的奶油攪拌直到完全融合，隨後將雞蛋糊倒入麵粉中攪拌直到均勻。

03　製作上層配料：將一顆雞蛋打入小碗中，以漩渦式攪動沸騰的水以形成漩渦狀，輕輕倒入雞蛋，蛋黃不要裂開。烹煮大約 3 分鐘可使蛋黃半生不熟，4 至 5 分鐘則幾乎全熟。小心取出水波蛋並瀝乾。一次可以水煮多顆雞蛋，但要考慮容器大小與水量，建議一次不要超過 3 顆。

04　將加拿大培根均勻平鋪在準備好的烤盤上，放入烤箱中加熱 8 至 10 分鐘。

05　水煮雞蛋的同時製作馬芬：在平底鍋裡加 1 tbsp 奶油以中火加熱。使用 ¼ 量杯裝滿三分之二的麵糊倒入鍋中。煎大約 2 到 3 分鐘，直到馬芬呈褐色，翻面再煎 1 到 2 分鐘。全部可製作 8 個馬芬，過程中可在平底鍋中加入更多的奶油。

06　組合馬芬：將 2 片英式馬芬放在盤子上，每片搭配 1 片加拿大培根、1 片蕃茄和 1 個水波蛋，最後淋上荷蘭醬即可食用。這道料理保存不易，最好趁熱食用完畢。

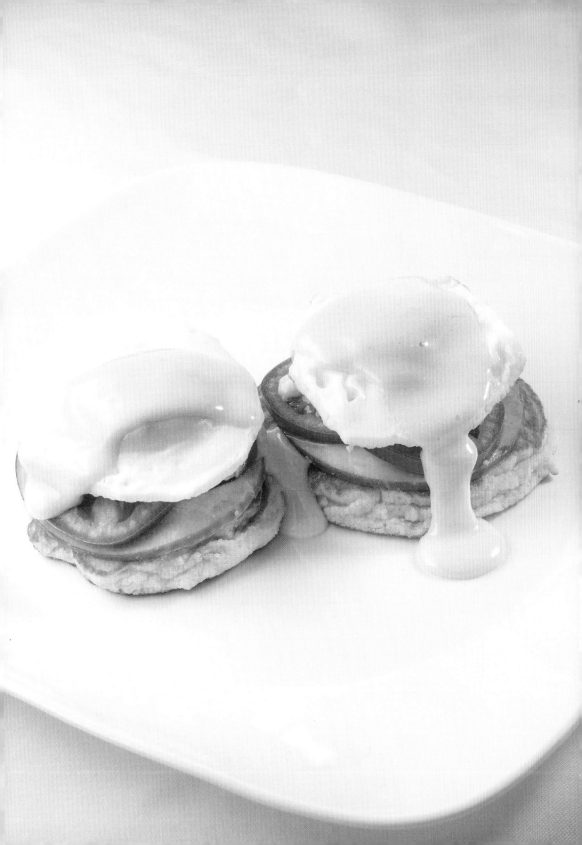

楓糖香蕉煎餅
（MAPLE BANANA PANCAKES）

每份多量營養素含量	脂肪	碳水化合物	纖維	蛋白質
476 大卡	40.2 公克	6.8 公克	3.9 公克	21.8 公克

份量	24 個（每份 4 個）	準備時間	10 分鐘	烹調時間	大約 10 分鐘

12 顆雞蛋，將蛋白蛋黃分開

1 tsp 塔塔粉

1 條（8 oz）奶油起司，置室溫軟化切塊

½ cup 高纖椰子粉

½ cup 與 3 tbsp 無糖杏仁奶，分開備用

½ cup 與 2 tbsp 動物性鮮奶油，分開備用

¼ cup 去皮杏仁粉

¼ cup 香蕉蛋白粉

4 tsp 肉桂粉

2 tsp 香草精

2 tsp 楓樹精（maple extract）

½ tsp 烘焙粉

½ tsp 與 ⅛ tsp 純蔗糖素，分開備用

¼ cup 細切生胡桃

裝飾：

¼ cup 粗碎生胡桃

01 製做煎餅：在一個大碗中打發蛋白起泡，然後加入塔塔粉，繼續打發直到呈山峰隆起狀，大約 3 分鐘。

02 用另一個大碗，將蛋黃、一半奶油起司、椰子粉、½ cup 杏仁奶、½ cup 動物性鮮奶油、杏仁粉、蛋白粉、2 tsp 肉桂粉、香草精、1 tsp 楓樹精、烘焙粉和 ½ tsp 蔗糖素打發。

03 輕輕將蛋黃混合物和細切山核桃拌入打發好的蛋白攪拌，直到均勻混合。

04 用中火加熱大平底鍋，然後噴上烹飪油。使用 ¼ 量杯將麵糊舀進平底鍋中形成煎餅，每面煎 2 分鐘。重複以上步驟做好煎餅，每做好一輪可再次噴上烹飪油。

05 製作醬汁：將剩下一半的奶油起司和 3 tbsp 杏仁奶、2 tbsp 動物性鮮奶油、2 tsp 肉桂粉、1 tsp 楓樹精和 ⅓ tsp 蔗糖素打發，直至醬汁呈柔滑狀。

06 上桌前，在煎餅上淋上醬汁，用粗碎山核桃裝飾。將剩餘的煎餅和醬汁放入不同容器中冷藏可保存 4 天。

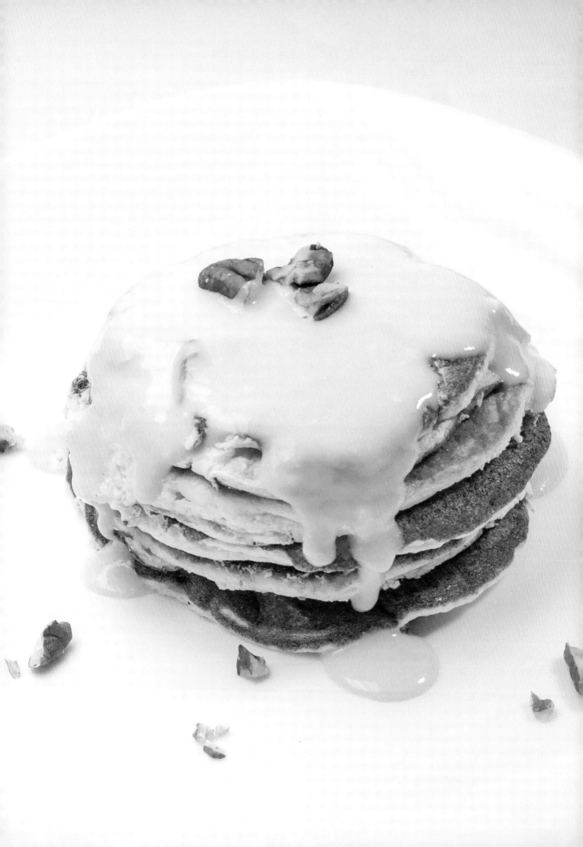

培根蛋起司三明治
（ BACON, EGG, AND CHEESE SANDWICH ）

每份多量營養素含量	脂肪	碳水化合物	纖維	蛋白質
668 大卡	52 公克	8.6 公克	0.8 公克	41.4 公克

份量	2 個（每份 1 個）	準備時間	10 分鐘	烹調時間	大約 25 分鐘

內餡：

3 片培根

½ 顆小紅洋蔥切片

½ 顆小蕃茄切片

1 tbsp 椰子油或 MCT 油

4 顆蛋

2 tbsp 動物性鮮奶油

少許辣椒醬

2 片切達起司

麵包：

2 顆蛋，蛋白蛋黃分開

2 oz 奶油起司（ ¼ cup ），置室溫軟化

½ tsp 猶太鹽

½ tsp 煙燻辣椒粉（ paprika ）

¼ tsp 大蒜粉

¼ tsp 黑胡椒粉

¼ tsp 烘焙粉

少許烏斯特黑醋醬
（ Worcestershire sauce ）

¼ tsp 塔塔粉

⅓ cup 帕馬森起司粉（大約 1 oz ）

¼ cup 煙燻高達（ Gouda ）起司
（大約 1 oz ）

01 烤箱預熱至 200℃。將烤盤鋪上烘焙紙，然後在 8in 正方形烤盤鋪上烘焙紙，並噴上一層烹飪油。

02 準備內餡：將培根、洋蔥片和蕃茄片放入鋪上烘焙紙的烤盤上，烘烤 10 至 12 分鐘，直至培根變脆，蔬菜呈褐色後從烤箱中取出，將烤箱降溫至 180℃。培根片斜向切成兩半。

03 烹調培根和蔬菜的同時可製作麵糊：混合 2 顆蛋黃、奶油起司、鹽、辣椒粉、大蒜粉、胡椒粉、烘焙粉和黑醋醬。用另一個碗將蛋白打發起泡，然後加入塔塔粉繼續打發呈隆起山峰狀，大約 3 分鐘。將蛋黃混合物拌入打發的蛋白中直到完全融合，然後將麵糊倒入準備好的烤盤中，均勻撒上帕馬森起司和高達起司。

04 將麵包烘烤 12 到 15 分鐘，直到邊緣開始變褐色後，將麵包從烤盤取出放在冷卻架上，靜置 3 到 4 分鐘，然後切成 4 等分先放在一旁。

05 完成內餡：用中火在炒鍋中加熱椰子油，將 4 顆雞蛋、動物性鮮奶油和辣椒醬一起攪拌均勻後，倒入煎鍋直到雞蛋煎熟，隨後將餡料分成 2 等分。

06 組合三明治：將 2 片麵包放在盤子上，之後放上 1 片切達起司，然後再平均將雞蛋、蕃茄、洋蔥和 3 片培根疊上，隨後放上另一片麵包即可上桌。將剩餘的三明治放在密閉容器中冷藏可保存 3 天。

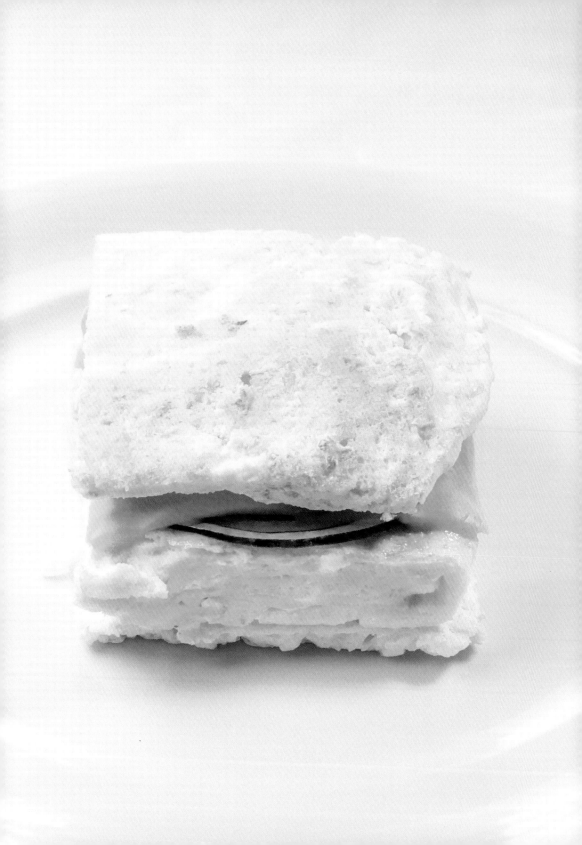

墨西哥莎莎捲
(BREAKFAST WRAPS WITH PICO DE GALLO)

每份多量營養素含量	脂肪	碳水化合物	纖維	蛋白質
397 大卡	31 公克	9.5 公克	5.8 公克	22 公克

份量	4 份	準備時間	15 分鐘，外加 1 小時冷藏麵團	烹調時間	35 分鐘

捲皮：

2 cup 新鮮菠菜

¼ oz 豬皮（約 ½ cup）

¼ cup 去皮杏仁粉

3 tbsp 高纖椰子粉

1½ tsp 奇亞籽

1 tsp 洋車前子纖維粉

½ tsp 猶太鹽

½ tsp 大蒜粉

½ tsp 洋蔥粉

⅛ tsp 玉米糖膠

少許卡宴辣椒（cayenne pepper）

½ cup 溫水

2 tbsp 椰子油或 MCT 油，分開用於煎鍋

莎莎醬：

2 顆羅馬蕃茄切小丁

¼ 顆小紅洋蔥切小丁

1 tsp 萊姆汁

¼ tsp 猶太鹽

內餡：

3 qt 水

¼ cup 蒸餾白醋

1 tbsp 猶太鹽

8 顆蛋，置於室溫

1 tbsp 椰子油或 MCT 油

2 cup 新鮮菠菜

01　製作捲皮麵團：在食品加工機中，將菠菜、豬皮、杏仁粉、椰子粉、奇亞籽、洋車前子纖維粉、鹽、大蒜粉、洋蔥粉、玉米糖膠和辣椒粉混合均勻。當高速瞬轉時，慢慢加入水直到形成麵團。從食品加工機中取出麵團，在平滑的表面上揉搓 1 至 2 分鐘，直至形成光滑球形麵團。在碗內噴上烹飪油，然後將麵團放入碗中，用保鮮膜蓋住，放入冰箱冷藏 1 小時。

02　準備莎莎醬：將蕃茄、紅洋蔥、萊姆汁和鹽混合均勻，放入冰箱冷藏備用。

03　水煮雞蛋作為內餡備料：在平底鍋內加入 5 qt（4.7ℓ）水，用高溫煮沸後加入醋和鹽攪拌至鹽溶解。一次放入一顆蛋，設定計時器 10 分鐘。當計時器響時，將蛋從水中取出置於冰水中 3 至 4 分鐘。剝除蛋殼，將雞蛋切碎後冷藏直至步驟 6 備用。

04　當麵團冷凍變硬後，在平滑的工作台上噴上烹飪油。將麵團球放上工作台並壓扁，用烘焙紙覆蓋，再用擀麵棍滾出 ¼ in（5 ㎜）厚的捲皮。之後取下烘焙紙，以 9 in（20 ㎝）的煎鍋或蛋糕盤為準，切出 4 個 9 in（20 ㎝）的圓形麵皮。

05　在 10 in（25 ㎝）的煎鍋內以中大火加熱 1 tbsp 椰子油，之後放入一個捲皮，每面煎 2 到 3 分鐘，直到顏色開始變褐；這個過程重複三次，每次都要再加入 1 tsp 的椰子油。做好的捲皮靜置一旁，將烤箱預熱至 230℃。

06　完成內餡：用炒鍋以中火加熱 1 tbsp 椰子油 1 到 2 分鐘，之後放入菠菜快炒 2 分鐘。將煮熟

4 片切達起司

裝飾：
4 顆櫻桃番茄
1 顆萊姆，切成 4 等分

特殊工具：
牙籤

的雞蛋倒入鍋中攪拌均勻，等到蛋變熱後即可取出放在一旁。

07　組合：將 1 片切達起司和 ¼ 至 ⅓ cup 雞蛋菠菜內餡，鋪上捲皮。將捲皮兩邊摺起以包覆餡料，用牙籤固定；再將這 4 個墨西哥捲放到烤盤上烘烤 3 到 4 分鐘讓起司融化。

08　上桌前，用櫻桃蕃茄、莎莎醬和萊姆片裝飾。剩餘的墨西哥捲和莎莎醬可分開裝在密閉容器，冷藏可保存 4 天。

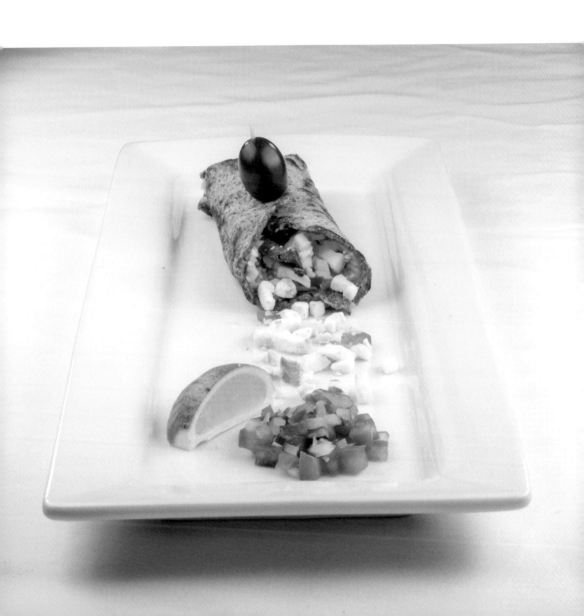

黑核桃櫛瓜麵包佐楓糖

（BLACK WALNUT ZUCCHINI BREAD WITH MAPLE BUTTER）

每份多量營養素含量	脂肪	碳水化合物	纖維	蛋白質
399 大卡	32.6 公克	7.2 公克	5.1 公克	11.1 公克

份量	1 條 9x5 英吋（6 份）	準備時間	15 分鐘	烹調時間	40 分鐘

麵包：

½ cup 去皮杏仁粉

½ cup 高纖椰子粉

¼ cup 榛子麵粉

¼ cup 多用途綜合蛋白粉

（Multi-Purpose Mix）

1 tbsp 洋車前子纖維粉

1 tsp 小蘇打

½ tsp 烘焙粉

2 tsp 肉桂粉

¼ tsp 肉豆蔻粉

¼ tsp 丁香粉

½ tsp 玉米糖膠

4 顆蛋

½ cup（1 條）無鹽奶油，置室溫軟化

3 tbsp 椰子油或 MCT 油

2 tbsp 動物性鮮奶油

2 tsp 香草精

1 tsp 代糖紅糖

⅛ 至 ¼ tsp 純蔗糖素

¼ cup 黑核桃切碎

1 條櫛瓜（大約 200 g）切絲

內餡：

½ cup（1 條）無鹽奶油，置室溫軟化

1 tsp 楓樹精（maple extract）

1 tsp 肉桂粉

¼ tsp 猶太鹽

⅛ tsp 純蔗糖素

01 將烤箱預熱至 170℃，在 9 × 5in 的土司烤盤內噴上烹飪油或上油。

02 將杏仁粉、椰子粉、榛子粉、蛋白粉、洋車前子纖維粉、小蘇打、烘焙粉、香料、¼tsp 的玉米糖膠過篩倒入碗中攪拌均勻備用。

03 把雞蛋的蛋白和蛋黃分開，分別放入 2 個大碗。將奶油和椰子油加入蛋黃的碗中，用攪拌器混合直至材料呈柔滑狀並且乳化（不分離）。隨後加入動物性鮮奶油、香草精、代糖紅糖和蔗糖素混合均勻後備用。

04 將蛋白打發起泡，加入剩餘 ¼tsp 的玉米糖膠繼續打發，直到呈隆起山峰狀，大約 3 分鐘。

05 將蛋黃拌入打發蛋白中，隨後加入乾性配料、核桃和櫛瓜拌勻，直至形成厚麵糊狀。

06 將麵糊倒入準備好的烤盤中，用鋁箔紙蓋住烘烤 40 分鐘，中途將烤盤前後轉動一次。

07 楓糖醬：把奶油、楓樹精、肉桂、鹽和蔗糖素攪拌均勻，直到呈柔滑狀，適合塗抹。

08 從烤箱取出麵包並放涼，切成 6 等分。冷熱皆可食用，搭配 1 到 2 tbsp 的楓糖醬。剩餘的麵包放入密閉容器內，冷藏可保存 1 星期。

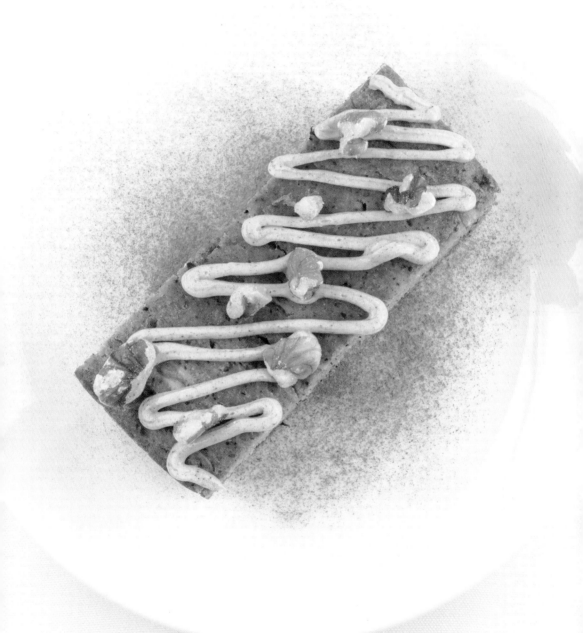

酪梨烤蛋
（EGGS IN A BASKET）

每份多量營養素含量	脂肪	碳水化合物	纖維	蛋白質
393 大卡	32 公克	12.7 公克	10 公克	12.6 公克

份量	4 份	準備時間	5 分鐘	烹調時間	22 至 25 分鐘

4 顆酪梨對切去籽

½ tsp 猶太鹽

½ tsp 大蒜粉

½ tsp 洋蔥粉

1 tbsp 辣椒醬

8 顆雞蛋

01 烤箱預熱至 200℃，在烤盤上鋪一層烘焙紙。

02 將對切的酪梨放在烤盤上，用鹽、大蒜粉、洋蔥粉和辣椒醬調味後，烘烤 10 分鐘

03 把烤熟的酪梨從烤箱中取出，各打一顆蛋放進酪梨內，烘烤 12 到 15 分鐘直到蛋白凝固，蛋黃半生不熟，如果你喜歡全熟，也可以烘烤更久的時間。

04 將烤好的酪梨從烤箱中取出靜置冷卻。可以依喜好添加辣醬。成品可儲存在密閉容器內，冷藏可保存 3 天。

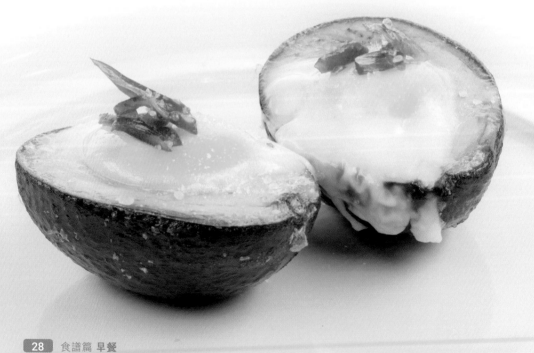

香腸蔬菜泥佐煎蛋

（CHORIZO HASH BROWNS AND FRIED EGGS）

每份多量營養素含量	脂肪	碳水化合物	纖維	蛋白質
449 大卡	36.2 公克	11.5 公克	3.6 公克	19.2 公克

份量	4 份	準備時間	10 分鐘	烹調時間	大約 15 分鐘

4 tbsp（½ 條）無鹽奶油，分開備用

8 oz（225 g）墨西哥未加工香腸（chorizo）

½ 顆青椒切碎

½ 顆紅椒切碎

¼ 顆黃色甜椒切碎

¼ 顆洋蔥切碎

1 tsp 蒜茸

1 顆中型白花椰菜花（直徑 12 至 15 cm），去莖取花部分磨碎

8 顆雞蛋

¼ cup 切達起司絲（約 1 oz）

1 tsp 辣椒醬

½ tsp 猶太鹽

½ tsp 黑胡椒粉

01 在炒鍋中用中火將 2 tbsp 奶油融化，當奶油開始變褐色時，加入香腸、甜椒、洋蔥和大蒜，拌炒 3 到 4 分鐘，直到蔬菜開始變褐。將火調高至中高，加入碎花椰菜再拌炒 4 到 5 分鐘，直到花椰菜開始變褐。

02 用另一個煎鍋，將剩下的 2 tbsp 奶油融化後煎蛋，熟度依個人喜好。

03 最後在香腸蔬菜泥中放入切達起司、辣椒醬、鹽和胡椒粉調味。

04 將煮好的香腸蔬菜泥從平底鍋中取出，平均分成 4 份，每份搭配 2 顆煎蛋上桌。剩餘的香腸蔬菜泥存放在冰箱可保存 3 天。

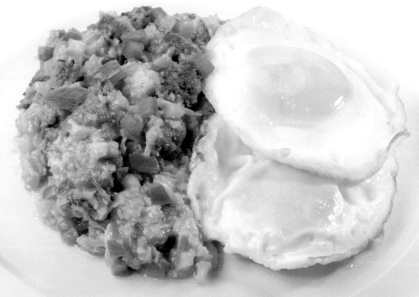

義大利烘蛋馬芬
（FRITTATA MUFFINS）

每份多量營養素含量	脂肪	碳水化合物	纖維	蛋白質
469 大卡	36.3 公克	7.7 公克	1.3 公克	30.3 公克

份量	12 個馬芬（每份 3 個）	準備時間	10 分鐘	烹調時間	大約 30 分鐘

2 片厚切培根切碎

1 tbsp 椰子油或 MCT 油

1 顆紅甜椒切碎

1 顆青椒切碎

1 顆小蕃茄切碎

1 tsp 乾羅勒

1 tsp 洋蔥粉

½ tsp 大蒜粉

9 顆雞蛋

½ cup 低脂牛奶

1 tsp 辣椒醬

½ tsp 猶太鹽

1½ cup 煙燻高達起司（大約 6 oz）

01　將烤箱預熱至 180℃，將 12 連馬芬烤盤上油。

02　將培根用中火煎 4 到 5 分鐘，直到釋出油脂變酥脆。將椰子油、青椒和蕃茄加入鍋中拌炒 2 到 3 分鐘，隨後將羅勒、洋蔥粉和大蒜粉加入攪拌 1 分鐘後取出。

03　用一個大碗，把雞蛋、低脂牛奶、辣椒醬和鹽攪拌均勻。

04　將甜椒均勻分配在馬芬烤盤內，分別將雞蛋倒入甜椒混合物內大約三分之二滿，每個馬芬灑上 2 tbsp 的高達起司。

05　烘烤 20 至 23 分鐘，直到蛋凝固且頂端略呈褐色後，從烤箱中取出趁熱食用。未食用完的馬芬冷藏可保存 4 天，冷凍可保存 2 周。

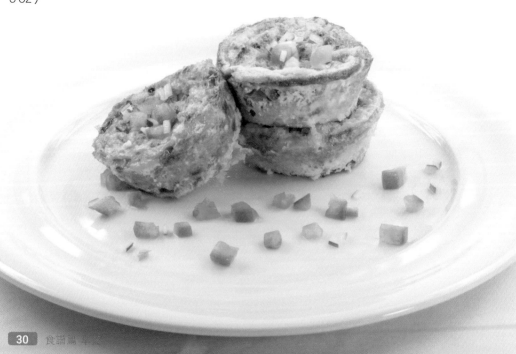

綠精靈奶昔

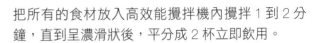
（GREEN GOBLIN BREAKFAST SHAKE）

每份多量營養素含量	脂肪	碳水化合物	纖維	蛋白質
376 大卡	29.9 公克	13.6 公克	7.1 公克	16 公克

份量	2 份	準備時間	5 分鐘	烹調時間	—

12 oz（360㎖）無糖杏仁奶

1 顆酪梨去皮對切去籽

1 cup 冰塊

1 cup 新鮮菠菜

¼ cup 乳清蛋白粉，風味自選

¼ cup 動物性鮮奶油

¼ cup 無鹽腰果

把所有的食材放入高效能攪拌機內攪拌 1 到 2 分鐘，直到呈濃滑狀後，平分成 2 杯立即飲用。

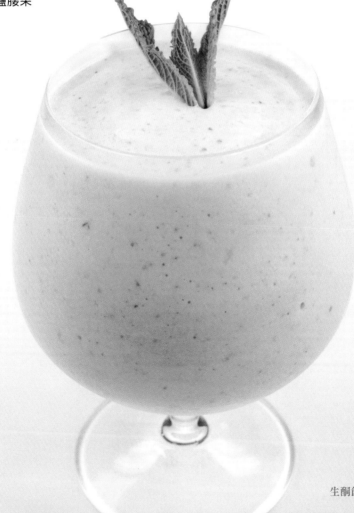

波菜沾醬
（SPINACH DIP）

每份多量營養素含量	脂肪	碳水化合物	纖維	蛋白質
208 大卡	17.5 公克	5.2 公克	1 公克	7.5 公克

份量	8 份	準備時間	10 分鐘，外加 20 分鐘待涼	烹調時間	大約 12 分鐘

1 tbsp 椰子油

¼ 顆小洋蔥切碎

8 oz（225 g）新鮮菠菜切碎

½ 小顆型番茄切碎

1 tsp 乾燥或新鮮百里切碎

½ cup 雞高湯（第 137 頁）

1（8 oz、225 g）包奶油起司，
切方塊，置室溫軟化

½ cup 切達起司絲（約 2 oz）

⅓ cup 新鮮現磨帕馬森起司粉
（大約 1 oz）

⅓ cup 新鮮現磨羅馬羊奶
（Pecorino Romano）起司（大約
1 oz）

½ cup 酸奶油

1 tsp 大蒜粉

猶太鹽

上桌：
豬皮或生菜沙拉

01 在 5 qt（約 4.7 ℓ）的平底鍋中，用中火加熱椰子油 1 到 2 分鐘，然後放入洋蔥拌炒 2 分鐘或直到呈半透明狀。

02 把菠菜、蕃茄、百里香放入平底鍋上拌炒 2 到 3 分鐘，隨後倒入雞高湯燉煮 2 分鐘。

03 拌入起司、酸奶油和大蒜粉，直到混合物呈光滑狀且完全受熱。用鹽調味後裝入上菜的容器中。

04 可作為豬皮或各式生菜沙拉的沾醬。成品冷藏可保存 6 天以上。

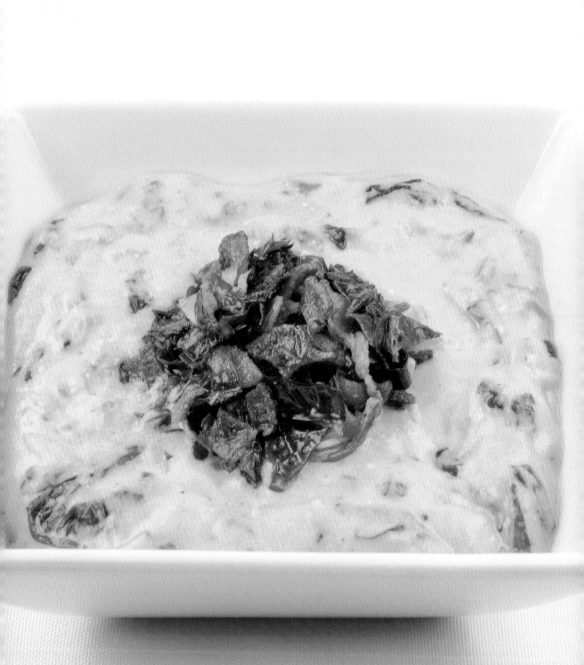

蘑菇小點
（STUFFED MUSHROOM CAPS）

每份多量營養素含量	脂肪	碳水化合物	纖維	蛋白質
176 大卡	11.5 公克	8.9 公克	2.4 公克	9.3 公克

份量	10 個（每份 5 個）	準備時間	10 分鐘	烹調時間	大約 20 分鐘

10 個白色蘑菇，直徑約 1½ in
（3 cm）

1 tbsp 橄欖油

¼ cup 切碎的黃色洋蔥

1 顆青椒大致切碎

1 顆羅馬蕃茄大致切碎

2 顆大蒜切碎

½ tsp 猶太鹽

¼ tsp 現磨黑胡椒粉

⅓ cup 新鮮現磨帕馬森起司
（大約 1 oz）

01 烤箱預熱至 200℃，將冷卻架放在烤盤上。

02 切掉蘑菇的梗後，大致將梗切碎放在一邊。把蘑菇放在烤盤的冷卻架，梗面朝上。

03 在炒鍋中用中火加熱橄欖油，然後放入切碎的蘑菇梗、洋蔥、甜椒、蕃茄和大蒜，拌炒 4 到 5 分鐘。

04 用鹽和胡椒調味餡料，再均勻鋪在蘑菇上。

05 烘烤蘑菇 10 分鐘後從烤箱中取出，上層灑上帕馬森起司再放入烤箱烤 5 分鐘，直到起司略帶褐色即可上桌。

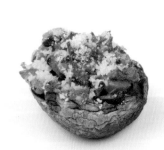
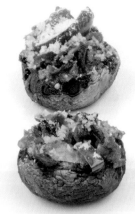
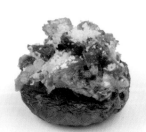
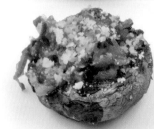

蘆筍培根捲
（BACON-WRAPPED ASPARAGUS）

每份多量營養素含量	脂肪	碳水化合物	纖維	蛋白質
113 大卡	5.2 公克	8.2 公克	4.5 公克	8.2 公克

份量	6 束（每份 3 束）	準備時間	5 分鐘	烹調時間	大約 15 分鐘

30 根蘆筍

3 片培根，斜向對切

01 烤箱預熱至 200℃，將冷卻架放在烤盤上。

02 將蘆筍較老的尾端切掉。

03 將 5 根蘆筍用一片培根捆在一起放在烤架上，鬆散的培根末端放在蘆筍束的下方。重複幾次，直到所有的蘆筍和培根用完，總共有 6 束。

04 烘烤 20 至 22 分鐘，直至培根完全酥脆，過程中將蘆筍翻面。烤好後即可食用，剩餘的成品冷藏可保存 3 至 4 天。

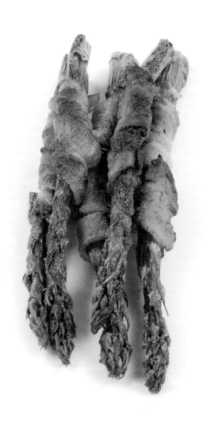

墨西哥辣椒培根捲佐洋蔥酸辣醬

（JALAPEÑO POPPERS WITH CARAMELIZED ONION CHUTNEY）

每份多量營養素含量	脂肪	碳水化合物	纖維	蛋白質
453 大卡	35.2 公克	5.8 公克	2.7 公克	28.3 公克

份量	30 個（每份 5 個）	準備時間	30 分鐘	烹調時間	大約 30 分鐘

墨西哥辣椒：

6 oz（170 g）牛絞肉（85% 瘦肉；15% 脂肪）

¾ cup 碎藍紋起司（大約 3 oz）

¼ cup 紅洋蔥切碎

½ 一把新鮮香菜切碎

1 tsp 孜然粉

1 tsp 猶太鹽

¼ tsp 紅辣椒片

15 條大型墨西哥辣椒，縱向對切去籽

15 片厚切培根，斜向對切

酸辣醬：

2 tbsp 椰子油

½ 顆中型紅洋蔥切碎

½ 顆小型白洋蔥切碎

3 顆櫻桃蘿蔔切碎

4 顆大蒜切碎

2 tbsp 動物性鮮奶油

½ tsp 猶太鹽

特殊工具：

牙籤

01 將冷卻架放在烤盤上。

02 將牛絞肉、藍紋起司、洋蔥、香菜、孜然、鹽和紅辣椒片放入一個大碗，用你的雙手將所有材料混合均勻。

03 每半個墨西哥辣椒填滿 1 tbsp 牛絞肉混合物，再用一片培根包覆，最後用牙籤固定兩端。將包好的辣椒朝上放入烤盤中的架子上並冷藏。預熱烤箱至 200℃。

04 同時間開始製作酸辣醬：在一個大鍋中，用中低火加熱椰子油 1 到 2 分鐘。然後放入洋蔥、櫻桃蘿蔔和大蒜，大約煮 20 分鐘，直到洋蔥變軟並開始焦糖化。

05 當洋蔥混合物在烹調過程進行一半時，從冰箱中取出辣椒放入烤箱烘烤 8 分鐘，然後翻面繼續烘烤 7 到 10 分鐘，直到辣椒軟化，且內餡溫度達到 70℃。

06 當洋蔥混合物完成後，將其倒入攪拌機或食品加工機，隨後加入動物性鮮奶油和鹽攪拌，直到呈光滑狀。

07 辣椒捲要趁熱配洋蔥酸辣醬一起食用。

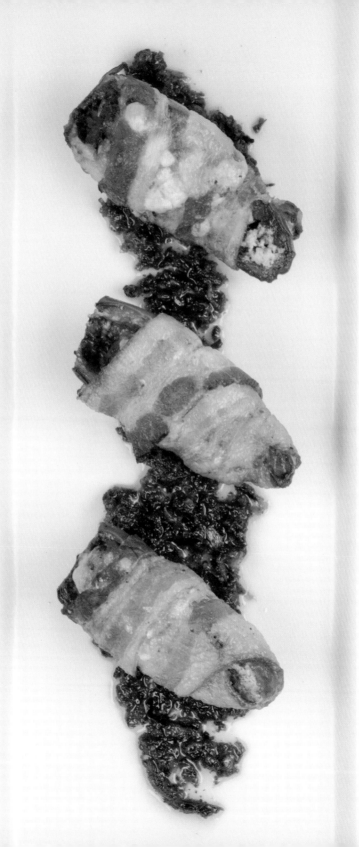

櫛瓜牛肉佐田園辣醬
（STUFFED ZUCCHINI BOATS WITH SPICY RANCH）

每份多量營養素含量	脂肪	碳水化合物	纖維	蛋白質
328 大卡	27.7 公克	4.8 公克	1.4 公克	14.9 公克

份量	8 個（每份 2 個）	準備時間	15 分鐘	烹調時間	大約 25 分鐘

墨西哥辣椒：

4 條中等櫛瓜（每條 170g），
縱向對切

1 tbsp 無鹽奶油

¼ cup 蘑菇切碎

8 oz（225g）沙朗絞肉（80%
瘦肉；20%脂肪）

¼ 碎藍紋起司（大約 1 oz）

¼ cup 新鮮香菜切碎

1 tsp 乾燥奧勒岡葉

1 tsp 地孜然粉

⅛ tsp 卡宴辣椒粉

1 tsp 猶太鹽

2 片厚切培根

田園辣醬：

¼ cup 田園沙拉醬

2 tsp 甜辣醬

裝飾：

½ cup 櫻桃蕃茄

01 烤箱預熱至 200℃，將冷卻架放在烤盤上。

02 將櫛瓜挖空，做成船隻狀，瓜肉先放在一旁。將櫛瓜放入漏勺中搓上鹽，靜置 5 至 10 分鐘以除去多餘的水分，再用水沖洗並拍乾。

03 將挖空的櫛瓜面朝上，放入烤盤的冷卻架上烘烤 10 分鐘。

04 當櫛瓜正在烘烤的同時可製作內餡：將挖出的櫛瓜肉切成碎片。

05 用中高溫預熱炒鍋，放入奶油加熱大約 1 至 2 分鐘，然後加入切碎的櫛瓜肉和蘑菇拌炒 2 到 3 分鐘，之後倒入中型的攪拌碗內。

06 加入牛絞肉、藍紋芝士、香菜、奧勒岡葉、孜然、辣椒和鹽，用你的雙手將材料混合均勻，然後放入冰箱冷藏直到需要時再取出。

07 從烤箱中取出櫛瓜，將牛肉餡填滿櫛瓜後放入烤箱中烘烤 15 至 18 分鐘。

08 當櫛瓜在烘烤的同時，用中火將培根放入炒鍋中煎至酥脆，然後切成小塊。將田園醬和拉差酸辣醬混合至平滑狀。

09 當櫛瓜烤好後，將它們從烤箱中取出，灑上培根，搭配辛辣田園醬即可食用。如果需要，可用櫻桃蕃茄加以裝飾。

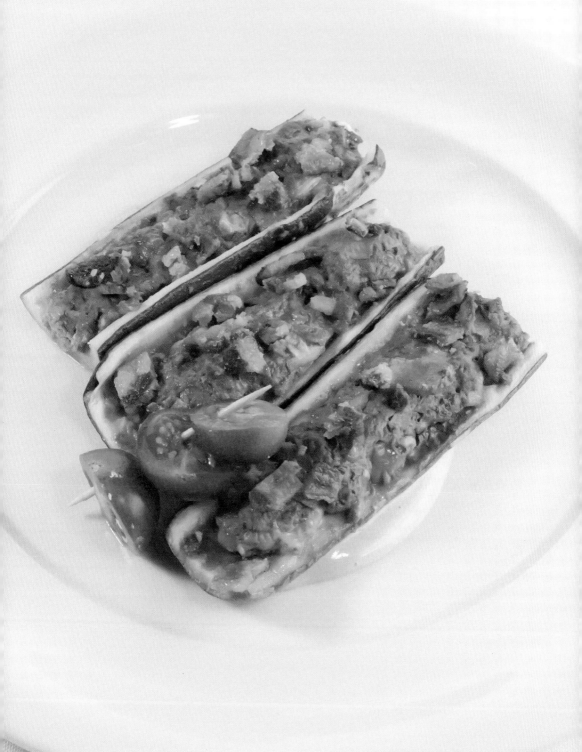

花椰菜佐辛辣芥末醬
（BROCCOLI BITES WITH SPICY MUSTARD）

每份多量營養素含量	脂肪	碳水化合物	纖維	蛋白質
239 大卡	20.3 公克	6 公克	2.5 公克	8.9 公克

份量	6 份	準備時間	10 分鐘	烹調時間	15 至 20 分鐘

有些油比其他油更適合做油炸料理，相關詳細訊息，請參閱第 147 頁的油脂和發煙點。此道料理建議用耐高溫的油，如葵花油、紅花油或花生油。

1 qt（0.9ℓ）植物油，用於油炸

1 lb（450 g）新鮮白花椰菜花

猶太鹽

麵糊：

½ cup 低脂牛奶

2 顆雞蛋

1 tsp 烏斯特黑醋醬

（Worcestershire sauce）

¼ cup 去皮杏仁粉

¼ cup 多用途綜合蛋白粉

（Multi-Purpose Mix）

1 tbsp 亞麻籽粉

1 tsp 大蒜粉

1 tsp 洋蔥粉

1 tsp 薑黃粉（自選）

¼ tsp 煙燻辣椒粉（自選）

¼ tsp 黑胡椒粉

½ tsp 猶太鹽

芥末醬：

¼ cup 第戎芥末

¼ cup 美乃滋

2 tsp 辣椒醬

少許卡宴辣椒

猶太鹽

01 用油炸鍋開中火預熱油，直至溫度達到 180 ℃。（隨時留意溫度，以維持在 180℃），並且在烤盤上鋪一張餐巾紙。

02 當油在加熱的同時準備麵糊：將牛奶、雞蛋和烏斯特黑醋醬攪拌直至完全融合。把杏仁粉、蛋白粉、亞麻籽粉、香料和鹽一起過篩放入另一個碗中，然後將濕性配料倒入乾性配料中攪拌，直到形成均勻的麵糊。

03 用一隻手把花椰菜花浸入麵糊中，使其均勻沾上麵糊，然後直接放入熱油中煎炸。大約煎 1 到 2 分鐘後，翻面煎 30 到 60 秒，直到表面呈金黃色。你可以一次煎三或四朵花椰菜花，但不要太擁擠，以免油溫降低。

04 使用多孔勺，將花椰菜從熱油中取出，放在烤盤上的餐巾紙上吸油，之後撒上鹽。

05 製作芥末醬：把芥末、美乃滋、辣椒醬、辣椒粉和鹽攪拌均勻。花椰菜趁熱食用，芥末醬可置於花椰菜旁作沾醬。未吃完的花椰菜和芥末要分開裝在密閉容器中冷藏，花椰菜可保存 1 天，芥末可保存 1 周。

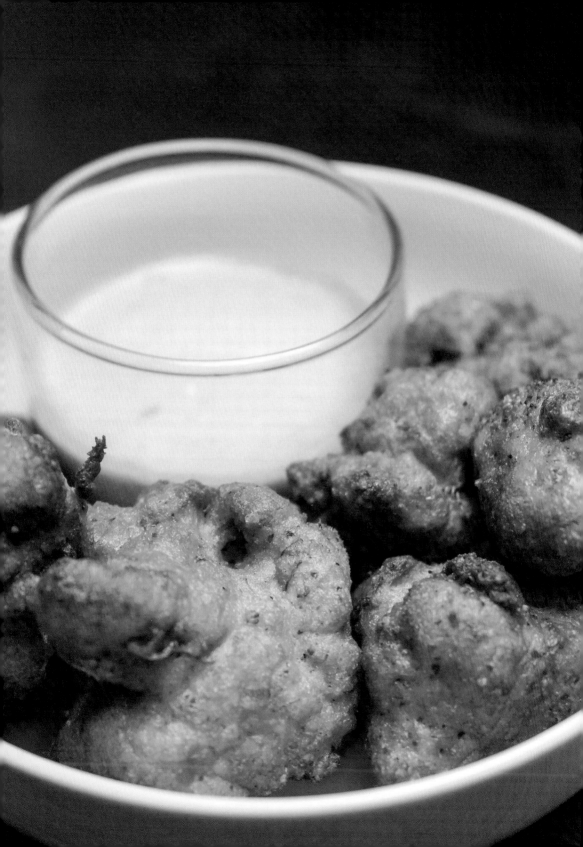

火烤鮮蝦培根捲
（BARBECUE BACON-WRAPPED SHRIMP）

每份多量營養素含量	脂肪	碳水化合物	纖維	蛋白質
131 大卡	6.4 公克	3.1 公克	0.4 公克	15.9 公克

份量	4 份	準備時間	10 分鐘，外加 20 分鐘浸泡烤肉串和醃蝦	烹調時間	大約 10 分鐘

醃料和燒烤醬：

¼ cup 魚高湯（138 頁）或水

2 tbsp 蕃茄醬

1 tbsp 黃色芥末

1 tsp 辣椒醬

½ tsp 烏斯特黑醋醬

（Worcestershire sauce）

½ tsp 辣椒粉

½ tsp 大蒜粉

½ tsp 洋蔥粉

¼ tsp 卡宴辣椒（自選）

12 隻去殼去腸泥冷凍大蝦（每 lb 21 ～ 25 隻），先解凍

6 片培根

猶太鹽和黑胡椒粉

特殊工具：

4 枝（12 in、30 ㎝）竹籤

01 把竹籤放在水中浸泡 20 至 30 分鐘。

02 醃蝦：將魚高湯、蕃茄醬、芥末、辣椒醬、烏斯特黑醋醬、辣椒粉、大蒜粉、洋蔥粉、卡宴辣椒（自選）等攪拌均勻，之後加入大蝦醃 20 分鐘。

03 預熱燒烤架至中高溫或預熱烤箱至 180℃。

04 把蝦從醃汁中取出備用。將醃料倒入一個小平底鍋，用中火加熱煮沸後繼續煮 5 分鐘，或直到醃汁減少四分之一量。放入鹽和胡椒調味，完成後裝入碗中作為燒烤醬。

05 將培根斜向切成兩半，每片包裹一隻大蝦，每一個竹籤串 3 隻蝦。

06 大蝦每面燒烤 3 到 4 分鐘，或烘烤 7 到 10 分鐘，中途將烤盤翻轉一次。當大蝦轉白時表示已經熟了。

07 上桌時搭配燒烤醬。將剩餘的大蝦和醬汁分開放入密閉容器中，冷藏可保存 4 天。

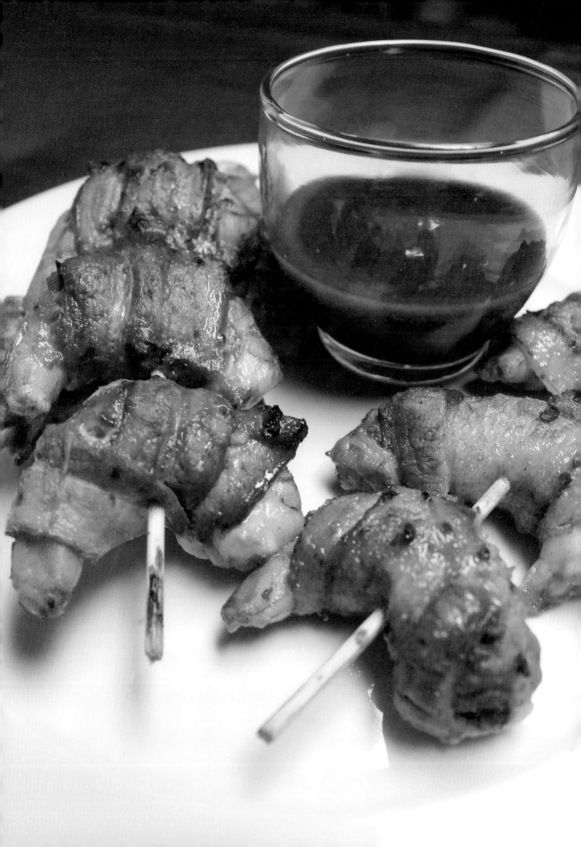

火腿香腸佐覆盆莓培根醬

(PROSCIUTTO-WRAPPED COCKTAIL SAUSAGES WITH RASPBERRY MAPLE BACON JAM)

每份多量營養素含量	脂肪	碳水化合物	纖維	蛋白質
174 大卡	13.7 公克	8.2 公克	5.2 公克	7.9 公克

份量	36 塊（每份 7 塊）	準備時間	20 分鐘	烹調時間	大約 20 分鐘

醬汁：

4 片楓糖培根切片

½ 小顆洋蔥切碎

½（12¾ oz、360 g）罐無糖覆盆莓果醬

1 tsp 辣椒醬

½ tsp 大蒜粉

¼ tsp 猶太鹽

香腸：

12 片生火腿片（prosciutto）（約 3 oz、85 g）

36 條煙燻綜合香腸（大約 14 oz、400 g）

特殊工具：

7 枝（12 in、30 cm）竹籤

01 把竹籤放在水中浸泡 20 至 30 分鐘。

02 烤箱預熱至 200℃，將冷卻架放在烤盤上。

03 製作果醬：在煎鍋中用中火將培根加熱 4 至 5 分鐘使脂肪釋出，加入洋蔥拌炒 3 到 4 分鐘直到洋蔥轉褐色。隨後倒入覆盆莓果醬、辣椒醬、大蒜粉和鹽攪拌均勻，大約煮 2 分鐘，偶爾攪拌一下，最後將果醬倒入容器中靜置冷卻，再冷藏 15 分鐘。冷卻後的果醬會稍微變濃稠。

04 將火腿放在平坦的表面上，短端朝向你。每片縱向切成 3 等分長條狀，全部共切成 36 條。

05 把每條香腸包在火腿片中，捲好後用竹籤串起，一根竹籤串 5 根香腸（總共有 6 串）。

06 把串好的香腸放在烤架上烘烤 10 分鐘，或直到外層開始變脆，烘烤中途將香腸翻面。

07 完成後趁熱搭配果醬食用。剩餘的香腸和果醬可分別放入密閉容器中，冷藏可保存 1 周。

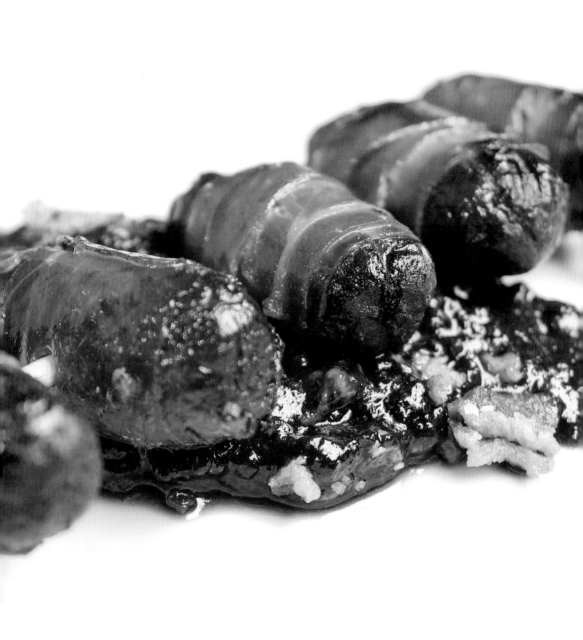

義式普切塔佐羅勒油
（BRUSCHETTA WITH BASIL OIL）

每份多量營養素含量	脂肪	碳水化合物	纖維	蛋白質
144 大卡	12.3 公克	2.7 公克	0 公克	4.3 公克

份量	24 片（每份 3 片）	準備時間	15 分鐘	烹調時間	大約 8 分鐘

蒜香小圓片麵包：

4 顆蛋

½ tsp 小蘇打

½ tsp 猶太鹽

¼ tsp 塔塔粉

2 tbsp 現磨帕馬森起司

1 tsp 義大利調味料

1 tsp 辣椒粉

½ tsp 大蒜粉

½ tsp 洋蔥粉

普切塔：

2 顆羅馬蕃茄切碎

¼ 顆小紅洋蔥切碎

1 顆大蒜切碎

4 片新鮮羅勒葉剁碎

少許鹽和胡椒

羅勒油：

½ 把新鮮羅勒葉

⅓ cup 特級初榨橄欖油

01 烤箱預熱至 200℃。將 12 連馬芬烤盤均勻塗上橄欖油或噴上烹飪油。

02 把雞蛋的蛋白蛋黃分開，蛋白放在大碗裡，蛋黃放在中碗裡。

03 把蛋白打發呈泡沫狀後加入小蘇打、鹽和塔塔粉，隨後繼續打發直到呈山峰隆起狀，過程大約 3 分鐘。

04 在蛋黃中加入帕瑪森起司、義大利調味料、辣椒粉、大蒜粉和洋蔥粉打發至呈光滑狀。之後用橡皮刮刀輕輕將蛋黃倒入蛋白中混合均勻。

05 將雞蛋混合物倒入上油的馬芬烤盤中，將其填滿四分之一，烘烤 6 至 8 分鐘，直到呈淡棕色後從烤箱中取出，將蒜香小圓片麵包移到冷卻架上待涼。

06 先把普切塔的配料混合均勻放一旁。

07 製作羅勒油：用食品加工機，將羅勒和橄欖油混合攪拌至呈光滑狀。將四分之一的羅勒油加入普切塔混合物中攪拌，其餘的羅勒油則保留作為淋汁之用。

08 一旦蒜香小圓片麵包冷卻後，鋪上 1 tbsp 普切塔，並滴上大約 1 tsp 羅勒油即可上桌。剩餘的麵包、普切塔和羅勒油可分別放入容器中，蒜香小圓片麵包在室溫下可保存 1 至 2 天，普切塔和羅勒油冷藏可保存 4 天。

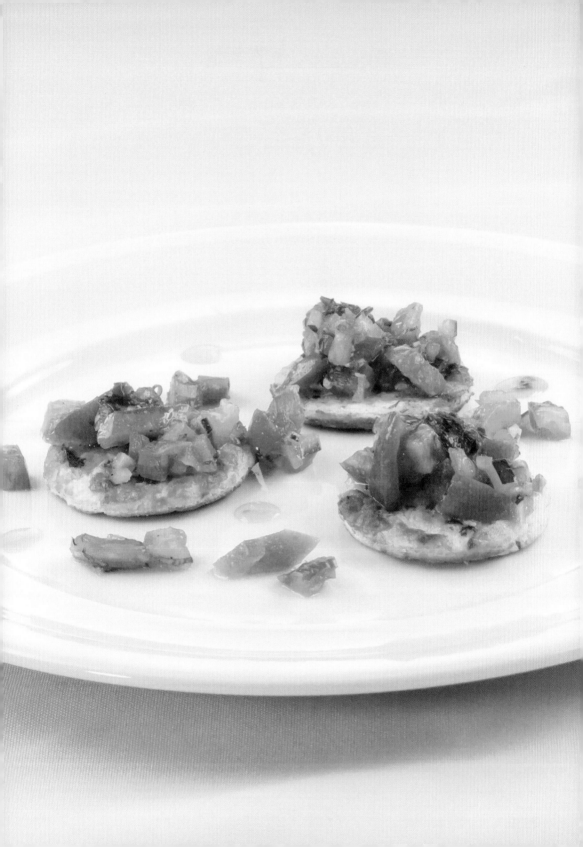

墨西哥辣椒醃芥末蛋
(JALAPEÑO PICKLED DEVILED EGGS)

每份多量營養素含量	脂肪	碳水化合物	纖維	蛋白質
265 大卡	22.9 公克	1.2 公克	0 公克	12.6 公克

份量 12 個半顆蛋（每份 2 個） **準備時間** 10 分鐘，外加 1 至 2 天醃漬蛋 **烹調時間** 大約 10 分鐘

醃漬蛋：

2 qt（1.8ℓ）水

¼ cup 白醋

2 tbsp 猶太鹽

12 顆雞蛋，置於室溫

2 tbsp 醃漬香料

2 個墨西哥辣椒切片

芥末蛋：

¼ cup 美乃滋

1 tsp 大蒜粉

1 tsp 洋蔥粉

1 tsp 煙燻辣椒粉

1 tsp 猶太鹽

1 tsp 烏斯特黑醋醬

（Worcestershire sauce）

⅛ tsp 卡宴辣椒

裝飾：

1 個墨西哥辣椒去籽切丁

2 tbsp 紅洋蔥切丁

01 製作醃漬蛋：將水煮沸後倒入醋和鹽，將雞蛋放入沸水中煮 10 分鐘。之後用漏勺子將蛋取出（預留水），放入冰水中冰鎮冷卻。

02 製作醃漬滷水：將煮蛋的水倒入耐熱容器中，然後加入醃漬香料和切片墨西哥辣椒攪拌。靜置放涼後再冷藏冰鎮。

03 雞蛋剝除蛋殼。

04 將剝好的雞蛋放入滷水中，再放回冰箱醃漬 1 至 2 天。

05 將雞蛋從滷水中取出縱向切成兩半。挖出蛋黃置於碗中，蛋白放在盤子上。

06 將美乃滋、大蒜粉、洋蔥粉、辣椒粉、鹽、黑醋醬和辣椒粉加入蛋黃中攪拌直到滑順。

07 將蛋黃放入大塑膠袋再剪一角，或者放入奶油擠花袋。每顆蛋白大約擠入 1 tbsp 的蛋黃。上桌前可用切丁的墨西哥辣椒和紅洋蔥丁裝飾。剩餘的雞蛋可冷藏保存 5 天。

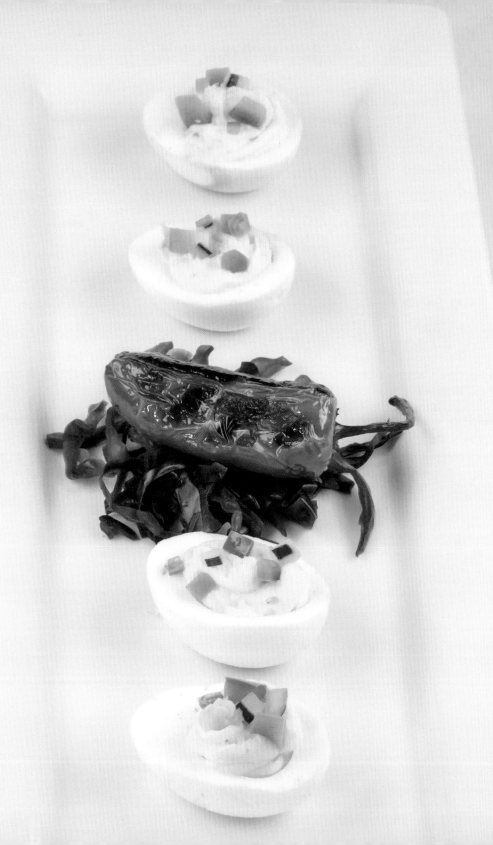

水牛城辣烤花椰菜
(BATTERED BUFFALO BITES)

每份多量營養素含量	脂肪	碳水化合物	纖維	蛋白質
223 大卡	18.3 公克	9.6 公克	3.2 公克	6.5 公克

份量	4 份	準備時間	10 分鐘，外加 20 分醃泡	烹調時間	大約 20 分鐘

¼ cup 酪奶（buttermilk）

¼ cup 動物性鮮奶油

½ cup 水牛城辣醬

¼ cup 與 2 tbsp 研磨帕馬森起司，分開備用

1 tbsp 去皮杏仁粉

1 tbsp 蘋果醋

1 tsp 煙燻辣椒粉

1 tsp 洋蔥粉

½ tsp 大蒜粉

¼ tsp 卡宴辣椒

¼ tsp 玉米糖膠

1 顆中型白花椰菜花（直徑12至15 cm），分開切成1 in（3 cm）小花狀

¼ cup 藍紋起司醬

上桌：
生菜沙拉

01 拌勻酪奶、動物性鮮奶油、¼ cup 水牛城辣醬、2 tbsp 帕瑪森起司、杏仁粉、蘋果醋、辣椒粉、洋蔥粉、大蒜粉、卡宴辣椒和玉米糖膠。隨後放入花椰菜小花，均勻沾上醬糊醃漬 20 分鐘。

02 將烤箱預熱至 230℃，在烤盤鋪一層烘培紙。

03 將花椰菜從醃料中取出放在烤盤的烘焙紙上，烘烤 15 到 18 分鐘，中間將烤盤前後翻轉一次。

04 當花椰菜在烘烤時，將醃泡汁倒入小鍋，用中火煮沸後繼續煨 4 到 5 分鐘，直到分量減少四分之一。隨後加入藍紋起司醬攪拌均勻，直到濃度適合做沾醬。完成後，持續用小火保溫，直到花椰菜完成。

05 把花椰菜從烤箱取出，與剩餘的 ¼ cup 水牛城辣醬一起倒入大碗中拌勻，然後再放回烤盤上烘烤 2 到 3 分鐘，直到外層開始變脆並呈褐色。

06 從烤箱中取出烤好的花椰菜，灑上剩下的 ¼ cup 帕馬森起司，趁熱搭配沾醬和生菜沙拉一起食用。

07 剩下的花椰菜和沾醬要分別放入不同容器中，冷藏可保存 3 天。

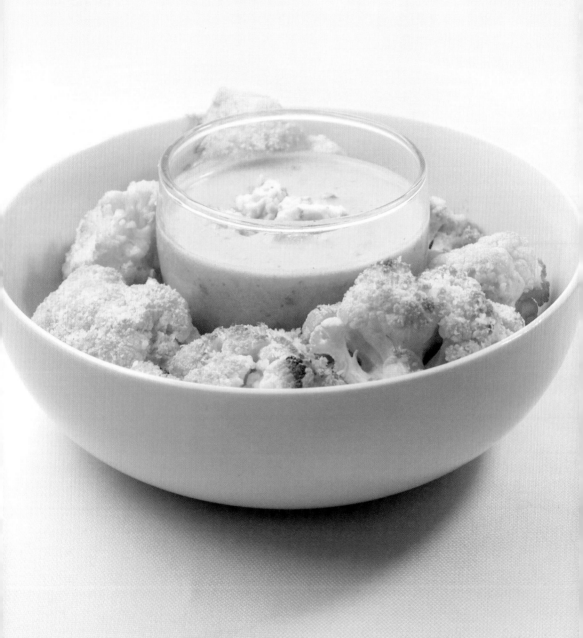

開心果羊奶起司佐覆盆莓醬

（PISTACHIO-COATED GOAT CHEESE WITH RASPBERRY COULIS）

每份多量營養素含量	脂肪	碳水化合物	纖維	蛋白質
262 大卡	19.9 公克	9.6 公克	4 公克	12.1 公克

份量	6 份		準備時間	10 分鐘	烹調時間	1 分鐘

¼ cup **無糖覆盆莓果醬**

8 oz（225 g）**新鮮山羊起司**

½ cup **開心果切碎**

01　將覆盆莓果醬放入適用於微波爐的碗中，以高溫微波 1 分鐘後攪拌至柔滑狀，之後靜置備用等待第 4 步驟。

02　將山羊起司做成長度為 6 到 8 in（15 至 20 cm）的圓木狀，放在舖有烘焙紙的平面上。

03　將切碎的開心果放在 6×4 in（15×10 cm）的長方形烘培紙上，將山羊起司平放在開心果上滾動，直到起司均勻沾滿開心果。

04　把起司放入冰箱冷藏 5 分鐘後切成 6 等分，上桌時搭配覆盆莓果醬。剩餘的起司和果醬要分開存儲在密閉容器中，冷藏可保存 1 周。

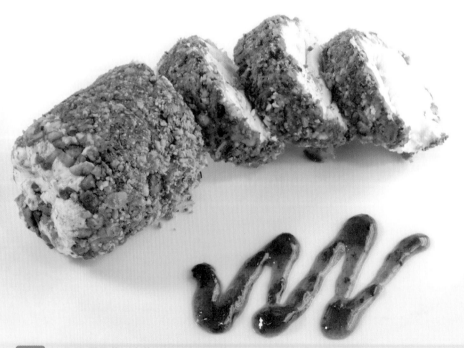

羅勒帕馬森起司片

（BASIL–CRACKED PEPPER PARMESAN CHIPS）

每份多量營養素含量	脂肪	碳水化合物	纖維	蛋白質
204 大卡	14.3 公克	1.8 公克	0 公克	16.8 公克

份量	8 份	準備時間	10 分鐘	烹調時間	10 分鐘

3½ cup 新鮮現磨帕馬森起司
（大約 10 oz）

2 tbsp 切碎新鮮羅勒

新鮮研磨黑胡椒粉

1 tbsp 特級初榨橄欖油

01　將烤箱預熱至 220℃，烤盤鋪上矽膠烤墊或烘焙紙。

02　將 1 tbsp 帕馬森起司分別堆成一堆，烘烤 8 到 10 分鐘，直到乳酪開始呈褐色。

03　從烤箱中取出起司片，灑上羅勒和黑胡椒，淋上幾滴橄欖油，靜置冷卻後即可食用。剩餘的起司片儲放在密閉容器內可保存 1 周。

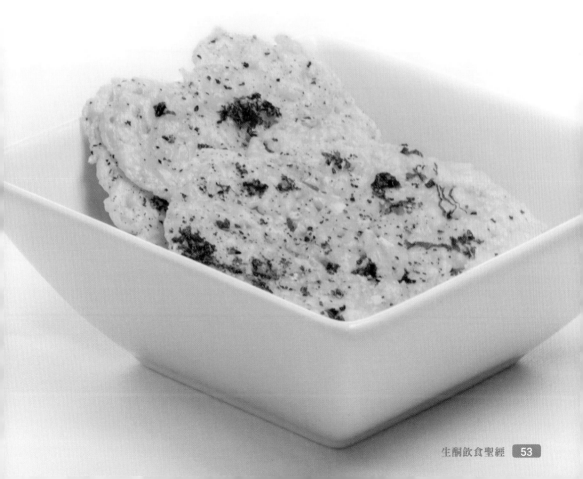

麵包起司棒
(BREADED MOZZARELLA STICKS)

每份多量營養素含量	脂肪	碳水化合物	纖維	蛋白質
312 大卡	23 公克	7.5 公克	5.1 公克	18.7 公克

份量	12 根（每份 3 根）	準備時間	10 分鐘，外加 2 小時冷凍	烹調時間	大約 12 分鐘

此道料理建議使用耐高溫的油，如葵花油、紅花油或花生油。

麵包粉：

⅓ cup 去皮杏仁粉

⅓ cup 高纖椰子粉

¼ tsp 大蒜粉

¼ tsp 洋蔥粉

¼ tsp 玉米糖膠

¼ tsp 猶太鹽

少許現磨黑胡椒粉

蛋液：

2 顆雞蛋

2 tbsp 動物性鮮奶油

6 根莫札瑞拉（mozzarella）起司
縱向對切

1 cup 植物油，煎炸用

½ cup 低糖蕃茄醬加熱

01 烤盤鋪上烘焙紙（若烤盤不適合你的冰箱，可用兩個較小的托盤代替）。

02 製作麵包粉：將杏仁粉、椰子粉、大蒜粉、洋蔥粉、玉米糖膠、鹽和胡椒過篩混合。

03 製作蛋液：將雞蛋和動物性鮮奶油放入小碗中攪拌均勻。

04 將起司棒依序浸入蛋液、麵包粉、再沾一次蛋液和麵包粉。將裹好麵包粉的起司棒放入烤盤，然後冷凍至少 2 小時。

05 油炸乳酪棒：用 1 qt（0.9 ℓ）的平底鍋或油炸鍋，將油加熱至 200℃後，放入起士棒油炸 2 至 3 分鐘，直到呈金黃色。

06 將炸好的起司棒放在鋪有吸油紙的盤子上，可搭配蕃茄醬趁熱食用。

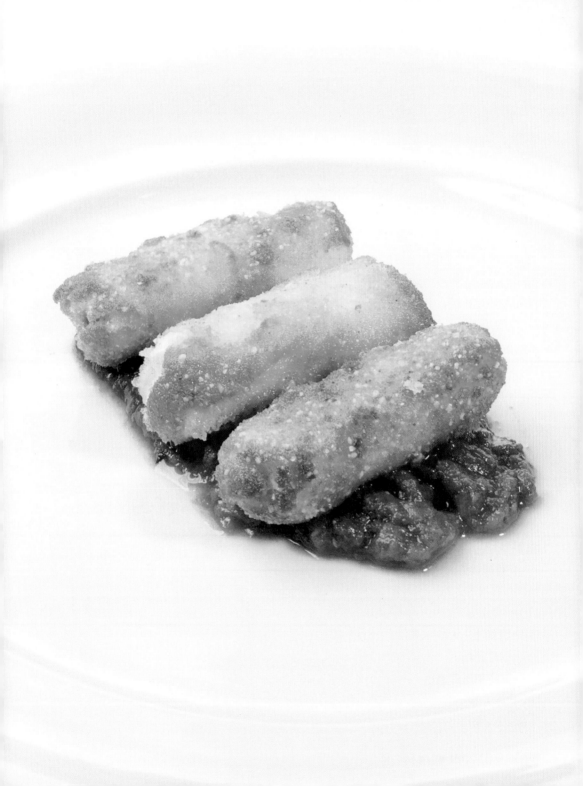

脆片佐煙燻奶酪醬
（CHIPS AND SMOKY QUESO DIP）

每份多量營養素含量	脂肪	碳水化合物	纖維	蛋白質
354 大卡	32.3 公克	4.7 公克	2.8 公克	11.1 公克

份量	4 份	準備時間	20 分鐘，外加 1 小時冷凍麵團	烹調時間	5 分鐘

沾醬：

1 tbsp 橄欖油

2 tbsp 切碎洋蔥

2 tbsp 切碎罐頭綠辣椒

1 tbsp 切碎墨西哥辣椒
（chipotle），含 adobo 醬罐裝

2 顆大蒜切碎

½ cup 雞高湯（第 137 頁）

4 oz 奶油起司（½ cup），切
小丁置室溫融化

½ cup 新鮮白起司（queso
fresco）（大約 2 oz）

½ cup 切達起司絲（大約
2 oz）

2 tbsp 酸奶油

1 tbsp 切碎新鮮香菜

1 tsp 孜然粉

1 tsp 煙燻辣椒粉

¼ tsp 卡宴辣椒粉（自選）

脆片：

2 cup 新鮮菠菜

¼ cup 去皮杏仁粉

3 tbsp 高纖椰子粉

¼ oz 脆豬皮（大約 ½ cup）

1½ tsp 奇亞籽

1 tsp 洋車前子纖維粉

½ tsp 猶太鹽

½ tsp 大蒜粉

01 製作沾醬：用 5 qt（4.7ℓ）平底鍋以中火加熱
橄欖油後，加入洋蔥、綠辣椒、墨西哥辣椒拌
炒 2 分鐘，加入大蒜再拌炒 1 分鐘。

02 加入雞高湯燉煮 2 分鐘後，放入起司攪拌，直
到混合物呈柔滑狀完全融合。

03 將酸奶油、香菜、孜然粉、煙燻辣椒粉、卡宴
辣椒粉（如果有）攪拌均勻。

04 製作脆片麵團：在食品加工機中將菠菜、杏仁
粉、椰子粉、豬皮、奇亞籽、洋車前子纖維粉、
鹽、大蒜粉、洋蔥粉、玉米糖膠和辣椒粉攪拌
混勻後，慢慢加入水直到形成麵團。將麵團放
在平滑的表面上揉搓 1 至 2 分鐘，直至表面光
滑。在攪拌碗內塗上烹飪噴霧後，將麵團放入
碗中蓋上保鮮膜冷藏 1 小時。

05 麵團冷卻後放在平坦的表面上。用烘焙紙覆蓋
再以擀麵杖將其滾成厚度 ⅛ 至 ¼ in（3 至 6mm）
的麵皮，再切成約 9 in（20cm）大小的圓麵皮。
切掉的碎片可根據需要再重新滾出新的麵團。

06 在煎鍋中以中大火加熱 1 tbsp 椰子油。放入一
片麵皮煎 3 到 4 分鐘，直到呈褐色，翻面再煎
直到變酥脆。每煎一個麵皮都要再添加 1 tsp
椰子油到平底鍋。將煎好的脆餅切成 8 等分。

07 搭配奶酪沾醬一起食用。可用香菜、莎莎醬和
萊姆片裝飾。奶酪醬冷藏可保存 4 天，脆片存
放在室溫下的密閉容器，最長可保存 3 天。

½ tsp 洋蔥粉

⅛ tsp 玉米糖膠

少許卡宴辣椒粉

½ cup 溫水

2 tbsp 椰子油或 MCT 油，煎
脆片時備用

裝飾：

1 tbsp 切碎新鮮香菜

1 份莎莎醬（第 24 頁）

1 片萊姆片

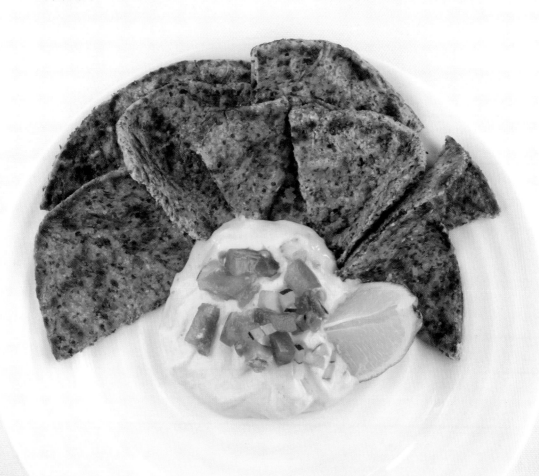

培根羊奶起司球
（BACON-WRAPPED FETA）

每份多量營養素含量	脂肪	碳水化合物	纖維	蛋白質
414 大卡	33.3 公克	7.5 公克	1.2 公克	25 公克

份量	4 份	準備時間	10 分鐘	烹調時間	大約 5 分鐘

12 oz（340g）羊奶起司

12 片厚切培根（大約 ⅛ in、3mm 厚）

12 顆櫻桃蕃茄對切

特殊工具：

牙籤

O1 將羊奶起司揉成 1 oz（30g）大的圓球。

O2 將一片培根鋪在平坦的表面，短端面向你。把一個羊奶起司球放在培根片上，捲起培根包覆起司球，當培根捲到一半時，輕輕將起司球轉 90 度，把其餘暴露在外的起司用培根包覆好。起司球完全包裹在培根內後，用牙籤固定。

O3 用大炒鍋以中火加熱，放入培根起司球，每面煎 2 至 3 分鐘，直到培根變脆後，將起司球取出，趁熱與櫻桃蕃茄一起食用。剩餘的起司球可儲存在密閉容器中冷藏保存 1 周。

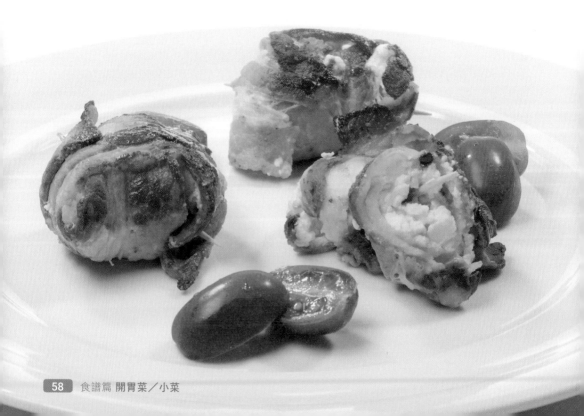

辣培根蕃茄生菜
（CHIPOTLE BLTS）

每份多量營養素含量	脂肪	碳水化合物	纖維	蛋白質
295 大卡	28.7 公克	2.7 公克	1.8 公克	7 公克

份量	12 組（每份 3 個）	準備時間	10 分鐘	烹調時間	大約 4 分鐘

6 片厚切培根，斜向對切
¼ cup 美乃滋
1 tbsp 切碎墨西哥辣椒
（chipotle），含 adobo 醬罐裝
1 tsp 拉差香甜辣醬
2 顆大蕃茄，切成 18 片半月型
12 片蘿蔓葉

01 以中大火預熱煎鍋，放入培根煎 4 到 5 分鐘，直到變脆後取出備用。

02 用一個小碗，把美乃滋、碎辣椒和拉差醬攪拌均勻直到呈光滑狀。

03 組合培根、蘿蔓、蕃茄：每片蘿蔓葉上放三片蕃茄和一片培根，然後淋上 1 tsp 拉差美乃滋。剩餘的可放入密閉容器冷藏保存 2 天。

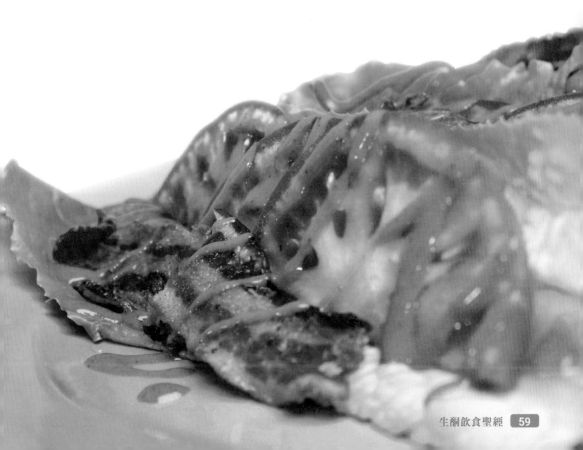

水牛城辣醬
（ BUFFALO CHICKEN DIP ）

每份多量營養素含量	脂肪	碳水化合物	纖維	蛋白質
185 大卡	14.3 公克	2.7 公克	0 公克	9.9 公克

份量	10 份		準備時間	10 分鐘	烹調時間	大約 25 分鐘

2 片厚切培根，大致切碎

1 tbsp 橄欖油

2 tbsp 切碎洋蔥

1 顆大蒜切碎

8 oz（225g）無骨去皮雞大腿

½ tsp 猶太鹽

6 oz（170g）雞高湯（第 137 頁）

1（8 oz）包奶油起司，切丁置室溫軟化

½ cup 初熟成（1-3 個月）或中熟成（3-6 個月）切達起司絲（大約 2 oz）

¼ cup 熟成（6-9 個月）切達起司（大約 1 oz）

2 tbsp 現磨帕馬森起司粉

⅓ cup 水牛城辣醬

1 tbsp 中辣辣椒醬

裝飾：

2 tbsp 培根碎粒

1 tbsp 切碎洋蔥

上桌：

生菜沙拉或豬皮

01 用中火熱炒鍋，放入培根煎大約 4 分鐘，直到培根釋出油脂變脆。

02 炒鍋中加入橄欖油、洋蔥和大蒜拌炒 1 到 2 分鐘，直到洋蔥呈透明狀後取出靜置一旁。

03 將雞肉用鹽調味，放入平底鍋每面煎 2 至 3 分鐘後，倒入雞高湯，轉小火燜煮至雞肉完全熟透，大約 8 至 10 分鐘。隨後取出雞肉，大致將雞肉切碎。

04 將培根和洋蔥倒入炒鍋用中火加熱後，加入起司攪拌，直至混合物呈光滑狀，過程大約 5 至 7 分鐘。

05 將水牛城辣醬和辣椒醬倒入起司混合物攪拌，直到醬料完全融合。

06 拌入碎雞肉後，將醬料倒入盤中，灑上培根和切碎洋蔥裝飾。可搭配生菜沙拉或脆豬皮一起食用，剩餘的沾醬存放在密閉容器中冷藏可保存 4 天。

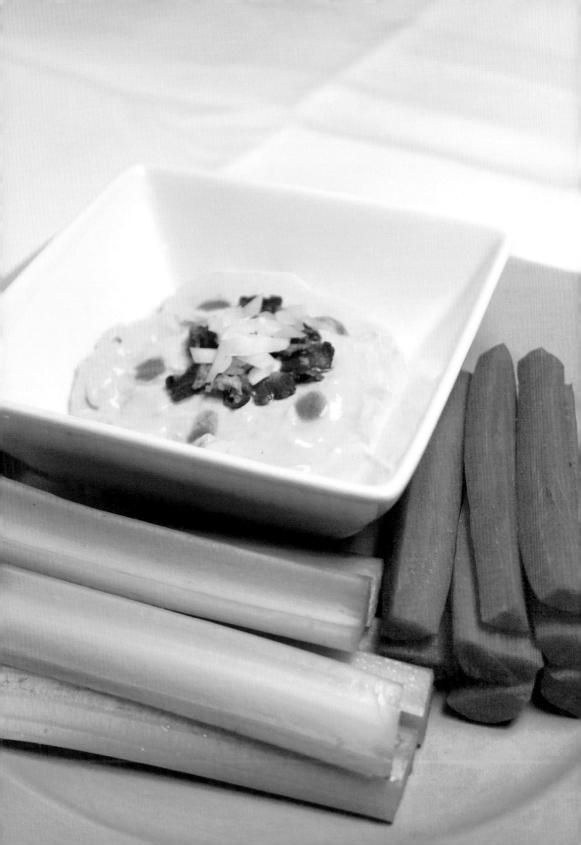

沙朗牛排佐「烤馬鈴薯泥」和秋葵

(DRY-AGED STEAKS WITH DUCHESS "POTATOES" AND PAN-FRIED OKRA)

每份多量營養素含量	脂肪	碳水化合物	纖維	蛋白質
563 大卡	45.4 公克	8.3 公克	2.5 公克	31.7 公克

份量	4 份	準備時間	15 分鐘，外加 20 分鐘醃泡	烹調時間	大約 25 分鐘

　　草飼牛肉和奶油比傳統生產的牛肉和奶油更優質，因為它們含有大量的抗氧化劑、omega-3 脂肪酸和共軛亞麻油酸，這些都有益於心血管健康。

4 片（4 oz、110g）乾式熟成沙朗牛排，大約 1¼ in（3 cm）厚

¼ cup（½ 條）無鹽奶油

½tsp 猶太鹽

½tsp 現磨綜合胡椒粉

1 tbsp 葵花油

秋葵：

2 tbsp 無鹽奶油

12 根秋葵

¼ tsp 猶太鹽

¼ tsp 現磨綜合胡椒粉

烤「馬鈴薯泥」：

1 顆小白花椰菜（直徑 10 至 12cm），將小花磨碎

¼ cup 高達起司絲（大約 1 oz）

3 tbsp 無鹽奶油

2 tbsp 現磨帕馬森起司粉

2 tbsp 動物性鮮奶油

1 雞蛋

½ tsp 猶太鹽

¼ tsp 豆蔻粉

¼ tsp 白胡椒粉

裝飾：

2 tbsp 新鮮現磨帕馬森起司粉

01　將烤箱預熱至 220℃，烤盤鋪上烘焙紙。

02　從冰箱取出牛排靜置室溫 10 分鐘。

03　醃牛排：微波 ¼ cup 奶油至融化。先用鹽和胡椒粉調味牛排，再將牛排放入融化的奶油中醃 10 分鐘，5 分鐘後翻面一次。

04　醃製秋葵：微波 2 tbsp 奶油至融化，秋葵、鹽和胡椒粉用奶油醃 10 分鐘，偶爾攪拌一下。

05　製作「烤馬鈴薯泥」：將 1 qt（0.9ℓ）裝滿水的平底鍋煮沸。將磨碎的花椰菜放入沸水中 30 至 45 秒後，將花椰菜倒入細網篩瀝水，然後放入食品加工機。靜置花椰菜冷卻 3 到 4 分鐘，隨後將其他「烤馬鈴薯」配料放入食品加工機攪拌至呈光滑狀。將混合物放入擠花袋中，擠 12 個 2 in（5cm）的薯泥在鋪上烘焙紙的烤盤上，烘烤 8 到 10 分鐘，直到上層開始變褐。

06　同時間，用中大火預熱大型烤煎兩用鍋，把用來醃牛排的奶油和葵花油一起倒入熱鍋裡，加熱 1 到 2 分鐘後，將牛排放入鍋中煎 3 至 4 分鐘，翻面再煎 2 至 3 分鐘。隨後將牛排放入烤箱烹調至你想要的熟度（5 分熟大約為 3 至 5 分鐘），上桌前先將牛排靜置 5 分鐘。

07　用另一個煎鍋以中火加熱，倒入醃製秋葵的奶油加熱 1 至 2 分鐘後，將秋葵放入鍋中煎 2 到 3 分鐘，翻面再煎 2 到 3 分鐘。

08　擺盤：每塊牛排搭配 3 根秋葵和 3 份「烤馬鈴薯泥」，趁熱食用。冷藏可保存 3 天。

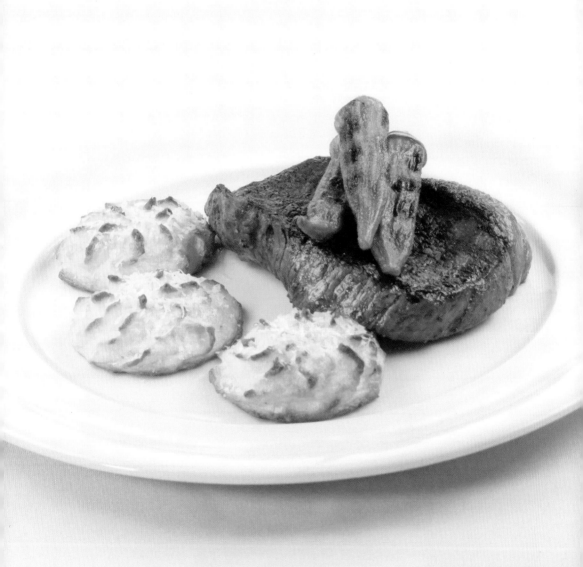

紐約風味披薩
（NEW YORK STYLE PIZZA）

每份多量營養素含量	脂肪	碳水化合物	纖維	蛋白質
136 大卡	10.6 公克	2.2 公克	0.6 公克	8.8 公克

份量	8 片（每份 1 片）	準備時間	15 分鐘	烹調時間	大約 15 分鐘

脆皮：

1 cup 現磨馬札瑞拉起司粉
（約 4 oz）

¼ cup 去皮杏仁粉

2 tbsp 奶油起司，置室溫軟化

1 顆雞蛋

½ tsp 大蒜鹽

½ tsp 洋蔥粉

¼ cup 切碎新鮮羅勒

配料：

1 cup 切碎菠菜

¼ cup 現磨馬札瑞拉起司粉
（約 1 oz）

¼ cup 對切櫻桃蕃茄

10 片義大利辣味香腸
（pepperoni）（大約 ½ oz、
15g）

1 oz（30g）薄片風乾生火腿
（prosciutto）（自選）

01 烤箱預熱至 220℃，將披薩烤石或圓形烘盤放入烤箱預熱。

02 製作脆皮：將馬札瑞拉起司和杏仁粉放入適用微波爐的碗中，以高溫微波 30 到 60 秒後，取出用木勺攪拌均勻，之後再高溫微波 30 秒。

03 加入奶油起司攪拌至完全融合後，放入雞蛋、蒜鹽、洋蔥粉和羅勒攪拌均勻，然後用手揉麵團直到呈硬狀。

04 在平坦的表面上鋪一層烘焙紙，將麵團倒在烘焙紙上，再用另一張烘焙紙覆蓋。用擀麵杖把麵團擀成扁圓形。提示：如果麵團變得太硬，以 10 秒為單位，將其放回微波爐中微波 20 至 30 秒使其軟化，但小心不要把蛋煮熟。

05 從烤箱中取出預熱的披薩石，輕輕將麵皮放在石頭上，然後用叉子將麵團固定。烘烤大約 6 至 8 分鐘，直到麵皮邊緣呈酥脆狀。

06 將脆皮從烤箱取出，放上菠菜、馬札瑞拉起司、櫻桃蕃茄和義大利辣香腸，然後再放回烤箱烤 4 至 5 分鐘，讓起司融化。烤好後，將披薩從烤箱取出，上層放上風乾生火腿（如果有），靜置 2 分鐘後再上桌。

07 將披薩切成 8 片，趁熱食用。剩下的披薩可放入密閉容器中，冷藏可保存 4 天。

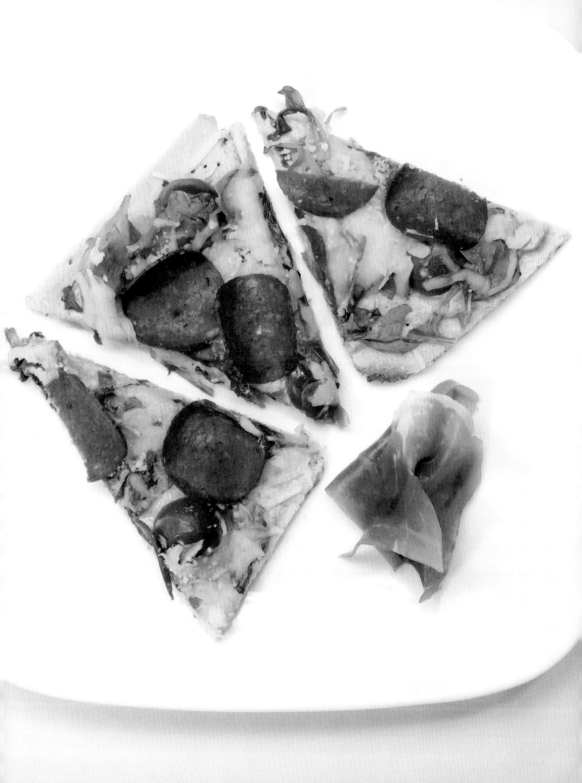

雞肉捲佐酪梨醬
(CHICKEN AVOCADO ROULADE)

每份多量營養素含量	脂肪	碳水化合物	纖維	蛋白質
653 大卡	50 公克	12.8 公克	10 公克	41 公克

份量	2 份	準備時間	30 分鐘	烹調時間	大約 25 分鐘

肉捲是一種傳統菜餚,將肉類壓平捲起後煮熟。

6 片厚切培根,2 片斜向對切

2 份（4 oz、110g）去骨去皮
雞胸肉切半

2 顆中型酪梨

¼ cup 動物性鮮奶油

1 tsp 洋蔥粉

½ tsp 大蒜粉

½ tsp 猶太鹽

¼ tsp 黑胡椒粉

O1 將烤箱預熱至 170℃,將冷卻架放在烤盤上。

O2 將 3 片培根放在平坦的表面上,上層放一片雞胸肉,然後用培根將雞胸肉捲起來。

O3 用中大火預熱大炒鍋,將肉捲四邊各煎大約 2 分鐘後,再放在烤盤上烘烤 15 至 18 分鐘,直到內部溫度達到 75℃。

O4 烘烤肉捲時:將酪梨切成兩半去籽,然後挖出果肉放入中碗,加入動物性鮮奶油、洋蔥粉、大蒜粉、鹽和胡椒粉後,搗碎攪拌呈光滑狀。

O5 肉捲烤好後從烤箱取出,放在砧板上用刀切成 4 或 5 等分,趁熱搭配酪梨醬食用。剩餘的肉捲冷藏可保存 3 天。

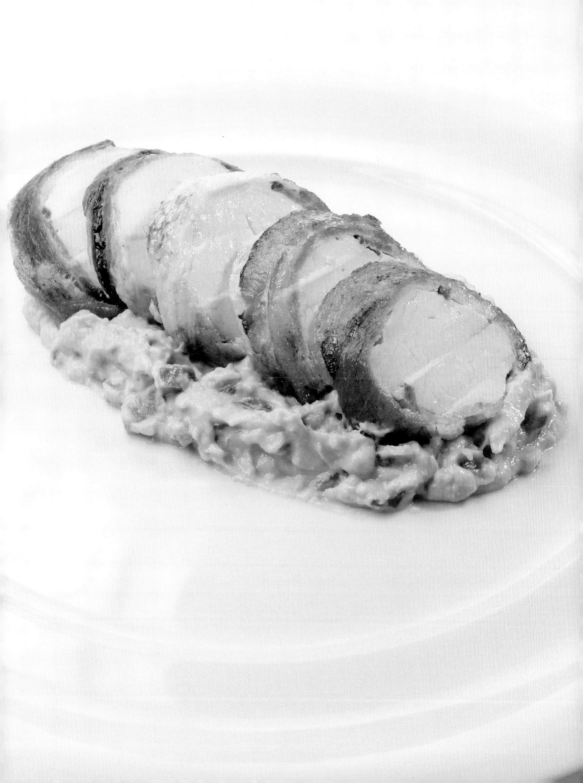

南瓜香辣濃湯
(PUMPKIN CHILI)

每份多量營養素含量	脂肪	碳水化合物	纖維	蛋白質
318 大卡	2.4 公克	8.3 公克	1.9 公克	14.5 公克

份量	6 份		準備時間	15 分鐘	烹調時間	大約 40 分鐘

4 片厚切培根，橫向切丁

8 oz（225g）牛絞肉（後腰脊肉，85%瘦肉；15%肥肉）

2 cup 南瓜丁

2 cup 櫛瓜丁

1 cup 胡蘿蔔丁

¼ cup 切碎洋蔥

3 顆大蒜切碎

2 cup 雞高湯（第 137 頁）

1 罐（15 oz、425g）南瓜泥

½ cup 動物性鮮奶油

½ tsp 肉桂粉

¼ tsp 丁香粉

¼ tsp 肉豆蔻粉

¼ tsp 紅辣椒片

1 tsp 辣椒醬

少許猶太鹽

½ cup 生胡桃，切碎

裝飾：

1½ tsp 椰子油

¼ cup 切碎洋蔥

2 oz 火腿，切碎

01 烤箱預熱至 180℃。

02 用 5 qt（4.7ℓ）的平底鍋以中小火慢慢煎培根，使其油脂釋出，大約 10 分鐘。

03 加入牛絞肉，轉中火拌炒 1 到 2 分鐘。

04 加入南瓜、櫛瓜、胡蘿蔔、洋蔥拌炒，過程中要不斷攪拌，直到洋蔥呈半透明狀後，再加入大蒜拌炒 2 到 3 分鐘。

05 倒入雞湯收汁，然後加入南瓜泥用小火燉煮約 20 分鐘，直至湯汁稍微減少呈濃稠狀，隨後拌入動物性鮮奶油、香料和辣醬，攪拌混合均勻，然後再慢慢燉煮 1 至 2 分鐘。如果需要，可加入些許鹽調味。

06 將胡桃放入烤箱烘烤至香味釋出呈淡褐色，過程大約 3 分鐘，然後拌入濃湯。

07 上桌前裝飾：用小鍋以中大火融化椰子油，然後加入洋蔥拌炒 2 到 3 分鐘。

08 上桌前放上炒洋蔥和火腿丁即可。

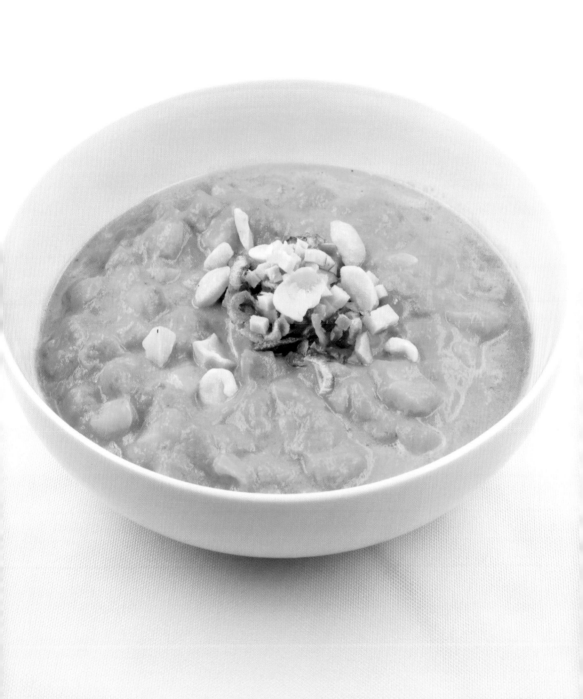

泰式椰奶咖哩
(THAI COCONUT CURRY)

每份多量營養素含量	脂肪	碳水化合物	纖維	蛋白質
333 大卡	21.5 公克	8.9 公克	1.8 公克	26.4 公克

份量	4 份	準備時間	15 分鐘	烹調時間	大約 18 分鐘

椰子咖哩雞：

1（13½ oz、380g）罐全脂椰奶，分開備用

1 tsp 紅咖哩醬

2 顆大蒜，切碎

1 顆萊姆，榨汁

2 根新鮮泰國辣椒，切碎（若不要太辣可去籽）

1 lb（450g）去骨去皮雞腿拍平

1 tbsp 椰子油

½ 顆紅青椒，切絲

½ 條黃或綠青椒，切絲

½ cup 雞高湯（第 137 頁）

1 把新鮮泰國羅勒葉，切碎分開備用

2 tbsp 無糖椰子脆片

白花椰菜飯：

1 tbsp 椰子油

¼ 顆紅洋蔥，切碎

1 cup 碎花椰菜花

泰國羅勒切碎（預留自椰子咖哩雞的配料）

¼ tsp 猶太鹽

裝飾：

1 根墨西哥辣椒（jalapeño）

1 片楔型萊姆

01 醃雞：用力搖晃椰奶罐頭。將 ¼cup 椰奶、紅咖哩醬、大蒜、萊姆汁和泰國辣椒攪拌均勻，隨後加入雞肉醃漬 5 分鐘。

02 製作咖哩：用大鍋以中火加熱 1 tbsp 椰子油，然後放入青椒拌炒 2 到 3 分鐘。把醃過的雞肉和剩下的醃料放入鍋中拌炒 3 到 4 分鐘，隨後倒入雞湯燉煮 5 分鐘。

03 將剩餘的椰奶、一半的泰國羅勒和椰子片拌入鍋中，再燉煮約 3 分鐘，直到雞肉中心不再呈粉色，且雞肉內部溫度達到 75℃。

04 煮咖哩雞的同時可製作花椰菜飯：用另一個炒鍋以中火加熱 1 tbsp 椰子油，然後加入紅洋蔥煮 2 到 3 分鐘後，加入碎花椰菜和剩下的泰國羅勒再煮 2 至 3 分鐘，直至花椰菜飯開始變褐，隨後用鹽調味，分成 4 等分裝盤。

05 在花椰菜飯上淋咖哩醬，並且搭配墨西哥辣椒片和萊姆裝飾即可上桌。剩餘的咖哩飯存放在密閉容器中冷藏可保存 4 天。

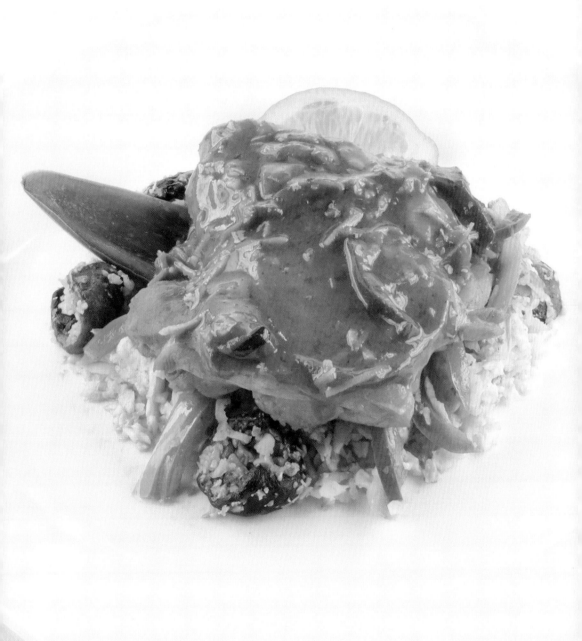

快炒雞肉
（CHICKEN STIR-FRY）

每份多量營養素含量	脂肪	碳水化合物	纖維	蛋白質
469 大卡	33.2 公克	19 公克	11 公克	23.6 公克

份量	4 份	準備時間	10 分鐘	烹調時間	大約 30 分鐘

麵條：

1 條中型義麵瓜（spaghetti squash）縱向對切

2 tbsp 椰子油

½ tsp 猶太鹽

½ tsp 黑胡椒

蛋液：

2 顆蛋

2 tbsp 動物性鮮奶油

麵包裹粉：

½ cup 高纖椰子粉

1 tsp 中式五香粉

4 tbsp 椰子油，分開備用

12 oz 去骨去皮雞大腿，拍平

2 顆青椒或彩椒，切成細絲

½ 小顆洋蔥，切片

2 cup 蘑菇，對切或切成四分之一，視大小而定

2 tbsp 醬油

01 烤箱預熱至 200℃

02 挖出義麵瓜的籽，在義麵瓜內層抹上 2tbsp 椰子油、鹽和胡椒粉後，放在烤盤上，切面朝上，烘烤 15 至 17 分鐘直到變軟。取出義麵瓜放涼，然後用叉子剝下「麵條」狀備用。

03 用中大火預熱炒鍋，同時間準備蛋液和麵糊：將雞蛋和動物性鮮奶油放入中碗攪拌均勻；再用另一個碗，將椰子粉和五香粉過篩混合

04 用炒鍋以中火加熱 3 tbsp 椰子油，將雞腿浸入蛋液中，然後放入麵包裹粉。當油熱時，將雞腿放入煎 2 至 3 分鐘後翻轉，再煎 2 至 3 分鐘，直至外部呈褐色，且內部溫度達到 75℃，如果雞肉外表太早變褐色，可以改為放入烤箱烘烤。將煎好或烤好雞肉取出備用。

05 把平底鍋擦乾淨，並放在高溫下。將剩下的 1 tbsp 椰子油加熱，然後放入青椒、洋蔥和蘑菇、再拌炒 3 至 4 分鐘後，倒入醬油再煮 1 到 2 分鐘直到蔬菜變軟，醬汁完全入味。在烹調蔬菜的同時，將煎好的雞肉切成 1 in（約 2.5cm）寬的長條狀。

06 把「麵條」平分在 4 個盤子裡，配上炒菜和雞肉上桌。剩餘的炒菜存放在密閉容器中冷藏可保存 5 天。

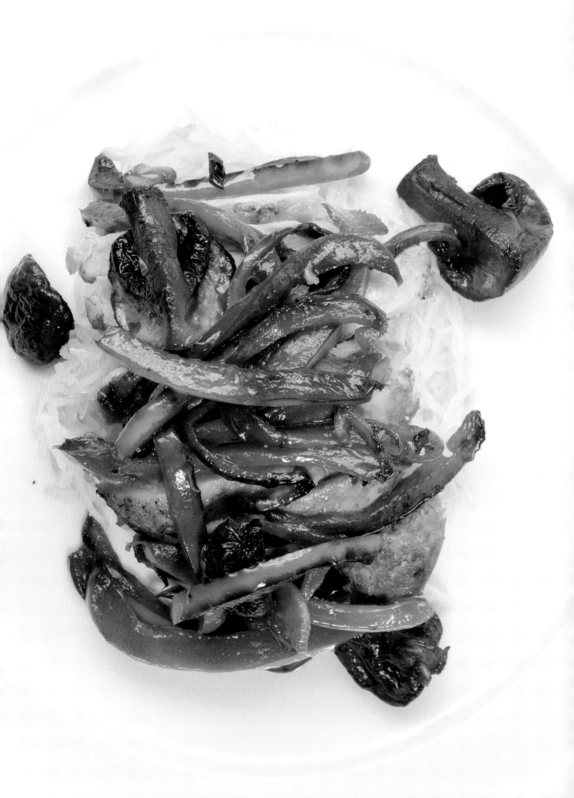

布利起司牛肉小漢堡
(BRIE SIRLOIN SLIDERS)

每份多量營養素含量	脂肪	碳水化合物	纖維	蛋白質
693 大卡	52.5 公克	10.6 公克	3.2 公克	45.6 公克

份量	12 塊（每份 3 塊）	準備時間	20 分鐘	烹調時間	大約 10 分鐘

小圓麵包：

7 顆雞蛋置於室溫下

½ tsp 小蘇打粉

½ tsp 猶太鹽

¼ tsp 塔塔粉

7 oz（200g）奶油起司，置於室溫軟化

2 tbsp 帕馬森起司粉

漢堡餡：

12 oz（340g）牛絞肉（後腰脊肉，80％瘦肉；20％脂肪）

1 tbsp 大蒜粉

2 tsp 洋蔥粉

1 tsp 猶太鹽

½ tsp 黑胡椒

2 tsp 辣醬

1 雞蛋

2 tbsp 瑞可塔（ricotta）起司

½ 小把新鮮羅勒切碎

酪梨抹醬：

1 顆酪梨，切半去皮去籽

1 tsp 檸檬汁

¼ tsp 猶太鹽

上層配料：

6 oz（170g）布利起司（Brie）

2 顆羅馬蕃茄，切片

¼ 小紅色洋蔥，切片

特殊工具：

牙籤

01 烤箱預熱至 200℃；烤架預熱至中高溫；將 12 連馬芬烤盤抹上椰子油或噴上烹調油。

02 製作小圓麵包：將雞蛋蛋白蛋黃分開，把蛋黃放入中型攪拌碗，蛋白放入另一個較大的攪拌碗，打發蛋白直到呈泡沫狀，然後加入小蘇打、鹽和塔塔粉，繼續打發至呈隆起山峰狀，過程大約 3 分鐘。將奶油起司和帕馬森起司加入裝有蛋黃碗攪拌，直至呈光滑狀。使用橡皮刮刀輕輕將蛋黃混合物倒入打發的蛋白中直至完全融合。最後，將混合物倒入馬芬烤盤中，填滿一半，烘烤 7 至 9 分鐘，直到上層開始呈棕色。將烤好的小圓麵包移到冷卻架上待涼。

03 在烤小圓麵包的同時製作漢堡餡：將牛絞肉、大蒜粉、洋蔥粉、鹽、胡椒粉、辣醬、雞蛋、瑞可塔起司和羅勒混合均勻，平分成 12 個肉餅，每個大約 1 oz（30g）備用。

04 將酪梨、檸檬汁和鹽放入食品加工機攪拌，然後將醬泥裝入擠花袋或塑膠袋中，剪下一角。每個小圓麵包內擠上大約 1½tsp 的酪梨醬（你也可以把酪梨醬直接塗抹在麵包上）。

05 將漢堡餡燒烤至你想要的熟度（每面 1 分半至 2 分鐘為 5 分熟）。烤好後，將一份漢堡肉夾上兩個小圓麵包，再配上你想要的上層配菜後，兩面各用一根牙籤固定即可上桌。

06 剩下的漢堡可放入密閉容器中冷藏保存 2 天。

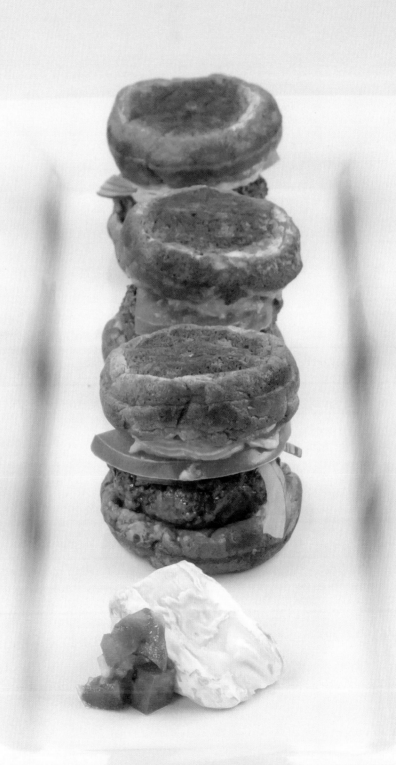

加州風味義大利麵與肉丸
（CALIFORNIA-STYLE SPAGHETTI AND MEATBALLS）

每份多量營養素含量	脂肪	碳水化合物	纖維	蛋白質
415 大卡	32.7 公克	9.8 公克	2.8 公克	23 公克

份量	4 份		準備時間	20 分鐘	烹調時間	大約 20 分鐘

肉丸：

8 oz（225g）牛絞肉（後腰脊肉，80% 瘦肉；20% 脂肪）

4 oz（110g）義大利香腸，去腸衣

¼ 顆小黃洋蔥，切碎

1 tsp 大蒜粉

1 tsp 猶太鹽

2 tbsp 無鹽奶油，煎鍋備用

義大利麵：

2 tbsp 無鹽奶油

2 條小型綠櫛瓜，螺旋切成細絲狀（大約 2 cup）

2 條小型黃櫛瓜，螺旋切成細絲狀（大約 2 cup）

1 顆橘色甜椒，切成細條狀

1 顆小型蕃茄，切丁

少許猶太鹽和黑胡椒粉

醬汁：

¼ cup 低脂牛奶

1 顆中型酪梨，搗成泥

少許猶太鹽和黑胡椒粉

裝飾：

¼ cup 現磨帕馬森起司粉（大約 ¾ oz）

01 烤箱預熱至 150℃。

02 製作肉丸：將牛絞肉、香腸、洋蔥、大蒜粉和鹽混合均勻。將混合好的牛肉餡分成 12 個 1 oz（30g）的肉丸。用煎鍋以中火加熱 2 tbsp 奶油 1 到 2 分鐘後，放入肉丸每面煎 1 到 2 分鐘，然後將肉丸移到烤盤上，放入烤箱烘烤 4 到 7 分鐘。

03 製作「義大利麵條」：在煎肉丸的煎鍋中加入 2 tbsp 奶油，以中火加熱，放入櫛瓜麵條、甜椒、蕃茄拌炒 3 到 4 分鐘後，轉小火，慢慢煨煮至麵條和甜椒變軟，過程大約 5 分鐘，之後用鹽和胡椒調味。

04 當烘烤肉丸和煨煮麵條的同時可製作醬汁：將低脂牛奶倒入適用微波爐的碗中，放入微波爐加熱 1 到 2 分鐘。之後將酪梨泥倒入加熱好的牛奶中攪拌至光滑狀，最後用鹽和胡椒調味。

05 將麵條和蔬菜平分成 4 等分裝盤，每個盤子放 3 顆肉丸，之後淋上酪梨醬，並用帕馬森起司裝飾即可上桌。剩餘的麵條可存放密閉容器中冷藏保存 6 天。

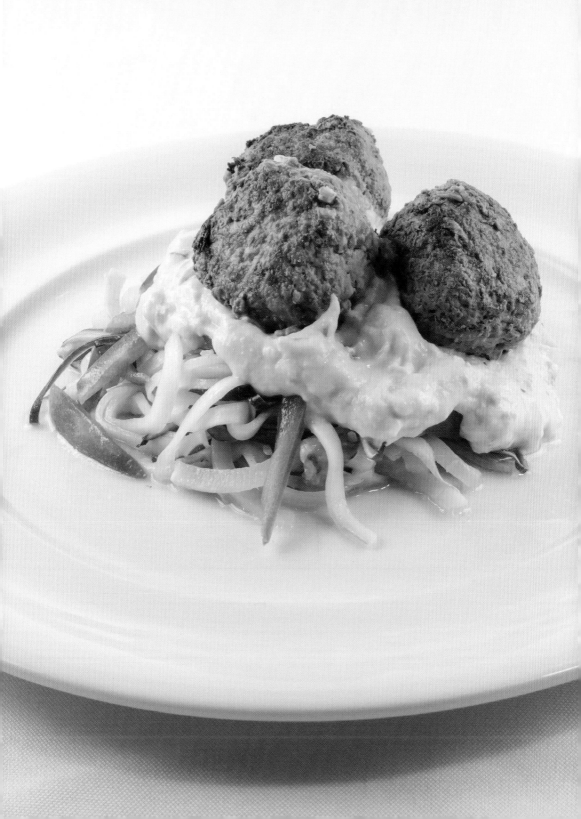

牧羊人派
(SHEPHERD'S PIE)

每份多量營養素含量	脂肪	碳水化合物	纖維	蛋白質
517 大卡	43.5 公克	8.5 公克	3.8 公克	23 公克

份量	6 份	準備時間	20 分鐘	烹調時間	大約 15 分鐘

¼ cup（½ 條）無鹽奶油

2 顆雞蛋

½ 顆小白花椰菜花（直徑 10 至 12 cm），去莖取花部分磨碎

2 tbsp 去皮杏仁粉

1 tbsp 洋車前子纖維粉

1 tsp 猶太鹽

½ tsp 黑胡椒粉

¼ tsp 塔塔粉

½ cup 煙燻高達起司絲（大約 2 oz）

4 新鮮羅勒葉，切碎

3 條中型綠櫛瓜（每條大約 170g），1 條切丁，2 條縱切成 ¼ in（5 mm）寬的板狀

1 顆中型胡蘿蔔切丁

½ 顆小洋蔥，切片

¼ cup 生杏仁，切碎

1 lb 羊絞肉

4 oz（110g）英式豬肉香腸（bangers），去腸衣

2 tbsp 橄欖油

裝飾：

2 tbsp 新鮮切碎羅勒

01 將烤箱預熱至 220℃。

02 將奶油放入 12 in（30cm）方形或 14 in（35cm）圓形的鑄鐵鍋加熱融化。

03 將雞蛋的蛋白和蛋黃分開，放入不同的混合碗中。將白花椰菜、杏仁粉、洋車前子纖維粉、鹽和胡椒粉加入蛋黃中攪拌均勻。將蛋白打發呈泡沫狀後，加入塔塔粉繼續打發，直到呈山峰隆起狀，大約 3 分鐘。隨後將花椰菜混合物、高達起司和羅勒拌入打發的蛋白中備用。

04 將鑄鐵鍋的火調高至中火，然後放入櫛瓜、胡蘿蔔、洋蔥、杏仁拌炒 2 到 3 分鐘，過程中要不斷攪拌，隨後加入羊絞肉和香腸拌勻，之後將混合物壓平關火。

05 將花椰菜與蛋白混合物倒在羊肉混合物上，用抹刀將蛋白混合物平均鋪在羊肉上，最後淋上橄欖油，然後放入烤箱烘烤 12 至 14 分鐘，直至上層呈褐色。

06 烘烤的同時汆燙櫛瓜片：用 2½ qt（2.3ℓ）的平底鍋裝滿水煮沸後，放入櫛瓜汆燙 2 至 3 分鐘，然後取出瀝乾。

07 將烤好的牧羊人派從烤箱中取出，放在汆燙好的櫛瓜片上，用新鮮的羅勒裝飾即可上桌。剩餘的派儲存在密閉容器中冷藏可保存 4 天。

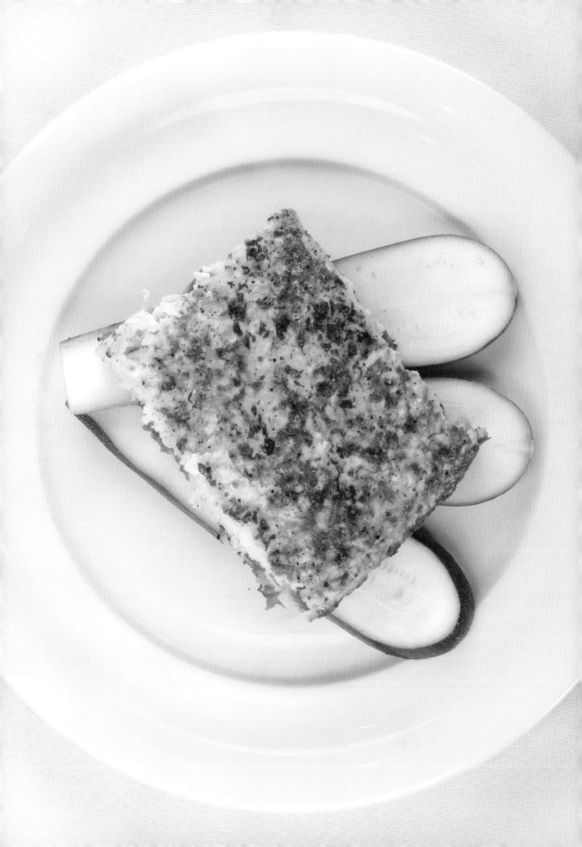

培根雜燴捲
（BACON-WRAPPED CAJUN CASSEROLE）

每份多量營養素含量	脂肪	碳水化合物	纖維	蛋白質
487 大卡	38.9 公克	4.5 公克	0.7 公克	26.4 公克

份量	6 份		準備時間	15 分鐘	烹調時間	大約 20 分鐘

14 片厚切培根

8 oz（225g）**豬內臟香腸**
（andouille sausage），**切碎**

1 條中型櫛瓜（大約 170g），
縱向切成 3 片

4 oz 奶油起司（½ cup），置
室溫軟化

½ 紅色菊苣，切薄片

¼ 顆小型紅洋蔥，切薄片

¼ cup 切達起司絲（大約 1 oz）

01 烤箱預熱至 190℃，在平坦表面舖上烘培紙。
將培根切片放在烘焙紙上，用保鮮膜覆蓋，然
後用擀麵杖將培根擀平以壓成 ⅛ in（3 mm）厚。

02 將培根鋪在 9×5 in（20×10 ㎝）麵包盤的內
層，使盤內完全覆蓋培根，並且將培根切片的
末端懸掛在邊緣上。

03 將香腸壓入培根麵包盤底部，每層依序放入櫛
瓜、奶油芝士、紅菊苣、紅洋蔥和切達起司。

04 將末端懸掛的培根條折疊在最上層，以便完全
包覆所有的配料，之後放入烤箱烘烤 18 至 20
分鐘，直至內部溫度達到 70℃。

05 將雜燴捲從烤箱中取出，倒掉多餘的油脂後，
把雜燴捲翻轉 180 度，原來的底部面朝上。烤
箱溫控轉為燒烤，然後再將雜燴捲放回烤箱烘
烤 3 至 5 分鐘，直到雜燴捲表層變酥脆。

06 將烤好的雜燴捲取出放到砧板上，切成 6 等分
即可上桌。剩餘的雜燴捲存放在密閉容器中可
保存 4 天。

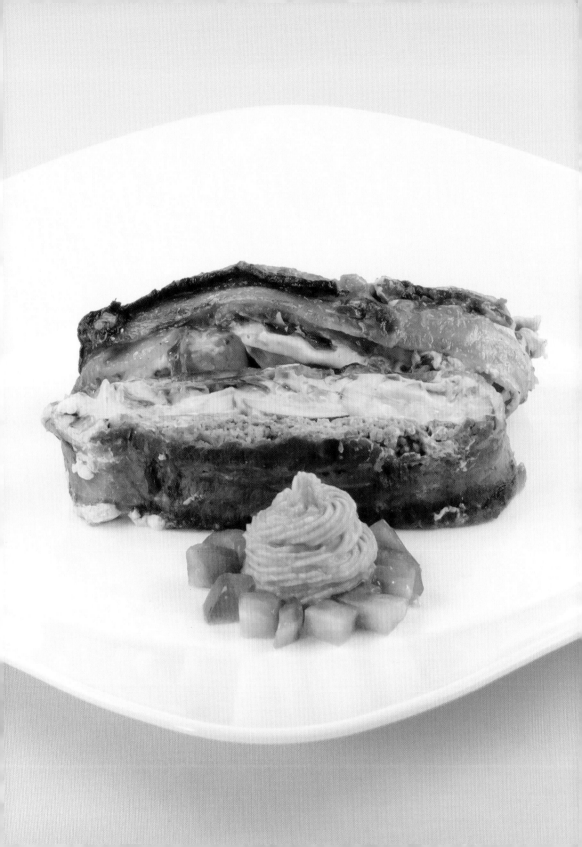

鮭魚菠菜燴飯
(SALMON OVER SPINACH RISOTTO)

每份多量營養素含量	脂肪	碳水化合物	纖維	蛋白質
441 大卡	31.7 公克	6.6 公克	3 公克	29.7 公克

份量	4 份	準備時間	15 分鐘	烹調時間	大約 20 分鐘

4 片（4 oz、110g）大西洋鮭魚

少許猶太鹽和黑胡椒粉

2 tbsp 新鮮時蘿切碎

4 tbsp（½ 條）無鹽奶油，分開備用

8 oz（225g）菠菜，切碎

½ 顆小黃洋蔥，切碎

1 根小芹菜，切碎

½ 顆中型白花椰菜花（直徑 12 至 15 cm），去莖取花部分磨碎

2 顆大蒜，切碎

½ cup 魚高湯（第 138 頁）

¼ cup 動物性鮮奶油

¼ cup 帕馬森起司粉（大約 ¾ oz）

01 烤箱預熱至 150℃，用鹽、胡椒和 1 tbsp 蒔蘿調味鮭魚。

02 用中火預熱鑄鐵煎鍋或其他適合烤箱的煎鍋。將 2 tbsp 奶油放入鍋中，隨後放入鮭魚，魚皮面朝下煎 3 至 4 分鐘。在煎的時候，用湯匙不斷舀起奶油淋在鮭魚上，之後將鮭魚翻面，然後將煎鍋放入烤箱烘烤 5 到 7 分鐘，直到魚肉最厚的部分溫度達 65℃。

03 當鮭魚在烘烤時，用炒鍋以中火將剩餘的 2 tbsp 奶油融化後，加入菠菜、洋蔥和芹菜拌炒 2 分鐘，再加入碎花椰菜拌炒 3 分鐘，最後放入大蒜、剩餘的蒔蘿，以及魚湯煨煮大約 5 分鐘，直到高湯蒸發，花椰菜類似米飯。

04 將動物性鮮奶油和帕馬森起司加入燴飯中，攪拌至奶油減少約四分之三，過程大約 2 分鐘，最後添加鹽和胡椒調味。上桌前將燴飯分成 4 等分，每份上層放一片鮭魚。剩餘的燴飯可存放在密閉容器中冷藏保存 4 天。

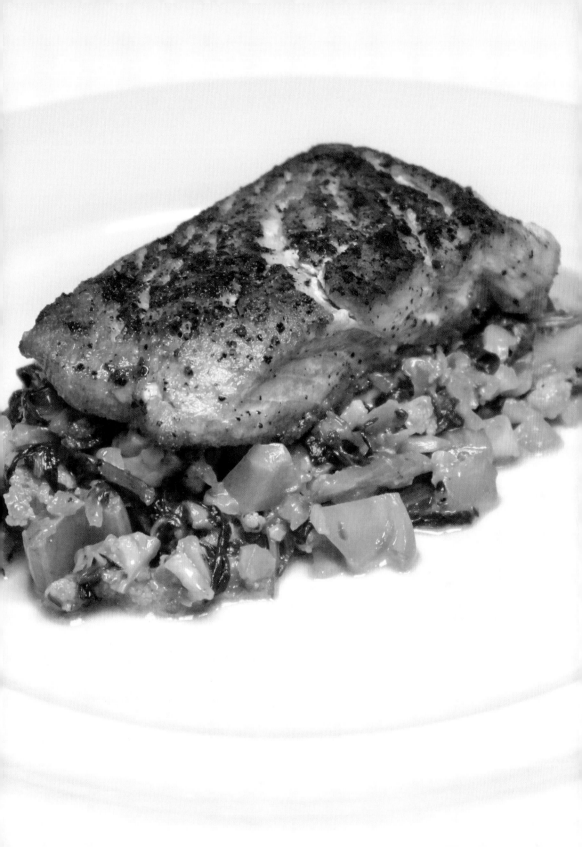

豬肚酸辣墨西哥餅

(BRAISED PORK BELLY TACOS WITH CHIPOTLE RED PEPPER CHUTNEY AND PICKLED JALAPEÑOS)

每份多量營養素含量	脂肪	碳水化合物	纖維	蛋白質
767 大卡	66.6 公克	13.2 公克	3.5 公克	28.6 公克

份量	12 個（每份 3 個）	準備時間	15 分鐘	烹調時間	大約 2 小時 15 分鐘

豬肚和酸辣醬：

2 tbsp 椰子油，分開備用

1 顆中型蕃茄，切碎

1 顆小紅洋蔥，切片分開備用

1 條中型胡蘿蔔，切碎

3 罐切碎墨西哥辣椒（chipotle），
含 adobo 醬罐裝

1 cup 牛骨高湯（第 135 頁）

1 tsp 萊姆汁

2 顆大蒜，壓碎

8 oz（225g）豬肚

1 tsp 猶太鹽

1 tsp 黑胡椒粉

醃漬墨西哥辣椒：

1 cup 水

¼ cup 白醋

1 cup 猶太鹽

1 tbsp 醃漬香料

2 根墨西哥辣椒，切片

餅殼：

12 oz 切達起司（大約
3 cup），分成 12 等分

裝飾：

6 顆櫻桃蕃茄，切成四分之一

1 顆酪梨，切丁

紅洋蔥片（上面配料預留）

2 顆萊姆，切成四分之一

01 烤箱預熱至 120℃。

02 在適用於烤箱的 5 qt（4.7ℓ）平底鍋中，以中火將 1 tbsp 椰子油加熱後，放入蕃茄、四分之三切片洋蔥（預留其他部分裝飾）和胡蘿蔔拌炒 3 到 4 分鐘，直到蔬菜呈褐色。之後加入碎辣椒拌炒 2 分鐘，然後加入高湯、萊姆汁和大蒜煮沸後轉小火燜煮，直至混合物收汁水量減少一半關火。

03 用高溫加熱炒鍋。同時，用剩下的 1 tbsp 椰子油塗抹豬肚，並用鹽和胡椒調味。將豬肚油脂面放在炒鍋上煎 1 到 2 分鐘，直至上層呈褐色後翻面再煎 1 至 2 分鐘。然後將豬肚放入蔬菜混合物，用鋁箔蓋緊，放入烤箱燉烤 2 小時。

04 醃漬墨西哥辣椒：將水、醋、鹽和醃漬香料煮沸，之後加入切好的墨西哥辣椒再煮 1 分鐘後關火待涼，將醃漬水和墨西哥辣椒裝入罐中，放入冰箱備用。

05 豬肚燉煮 2 小時後，將其從平底鍋取出（燉汁留在平底鍋）放在砧板上，將豬肚切成 12 片。

06 製作酸辣醬：將燉鍋以大火將醬汁煮沸，轉文火燜煮至液體減少三分之一至二分之一，使質地濃稠。若要使酸辣醬滑順，可將醬料倒入食品加工機攪拌，或用粗棉布或細網過篩成泥。

07 製作餅殼：將木勺橫放在大碗上，用中火加熱大炒鍋。把 1 oz（30g）起司放入炒鍋，將其分散成直徑為 2 至 3 in（5 至 7cm）的圓形，煮 1 到 2 分鐘，直到起司融化開始呈褐色，然後

用耐熱塑料刮刀轉面再煮 30 到 60 秒。之後取出起司放在木勺上,將其製成墨西哥玉米餅殼狀。大約 1 分鐘當餅殼硬化後,將其從木勺子上取出。

08 組合墨西哥餅:在每個餅殼上放一片豬肚、醬料、醃辣椒和酸辣醬,搭配萊姆片一起上桌。剩餘的墨西餅可存放密閉容器冷藏保存 2 天。

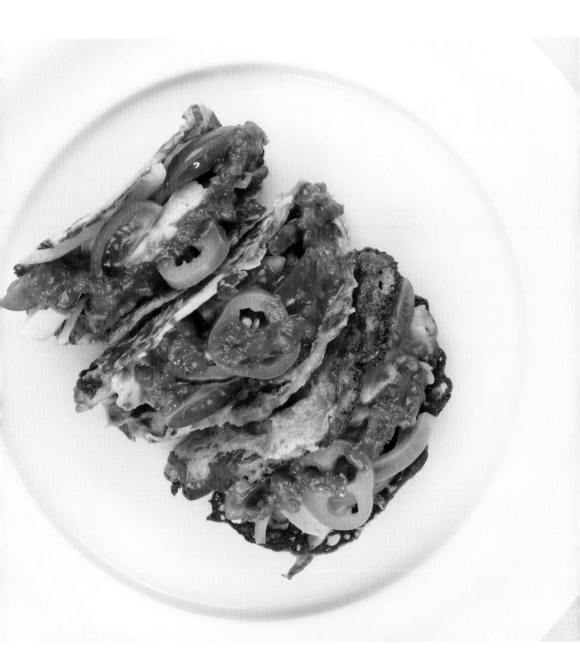

粉紅胡椒奶油扇貝蘆筍

(PAN-SEARED SCALLOPS WITH PINK PEPPERCORN CREAM SAUCE AND ASPARAGUS)

每份多量營養素含量	脂肪	碳水化合物	纖維	蛋白質
520 大卡	41.2 公克	10.4 公克	3 公克	27.1 公克

份量	2 份		準備時間	20 分鐘	烹調時間	大約 15 分鐘

蘆筍：

1 tbsp 猶太鹽

20 根中型蘆筍（大約 7 in、
17㎝ 長），去皮去後段

扇貝：

⅓ cup 無鹽奶油

12 個大型扇貝（大約 1¼ lb、
560g）洗淨

1 tsp 猶太鹽

¼ tsp 現磨黑胡椒粉

2 顆大蒜去皮

1 tbsp 粉紅色胡椒粒

4 tbsp 動物性鮮奶油

裝飾：

喜馬拉雅鹽

01 汆燙蘆筍：用 5 qt（4.7ℓ）平底鍋裝滿四分之
三的水，加入 1 tbsp 鹽，蓋上鍋蓋，以大火煮
沸。將蘆筍放入沸水中汆燙 1 至 2 分鐘，然後
取出備用。

02 以中火熱大煎鍋，放入奶油加熱 1 到 2 分鐘。

03 用鹽和胡椒粉調味扇貝。將大蒜和粉紅胡椒粒
放入鍋中煎 3 到 4 分鐘，隨後放入扇貝煎 2 到
3 分鐘後翻轉再煎 1 到 2 分鐘，熟度大約 5 分
熟後，取出扇貝備用。

04 將蘆筍放入煎扇貝的鍋中，用中火加熱 2 到 3
分鐘後，取出蘆筍備用。

05 把鮮奶油倒入平底鍋攪拌到與奶油完全融合。

06 將蘆筍平分在 4 個盤子裡，將扇貝放在蘆筍上，
頂部灑上奶油醬後，用喜馬拉雅鹽裝飾即可。
剩下的部分可存放密閉容器中保存 2 天。

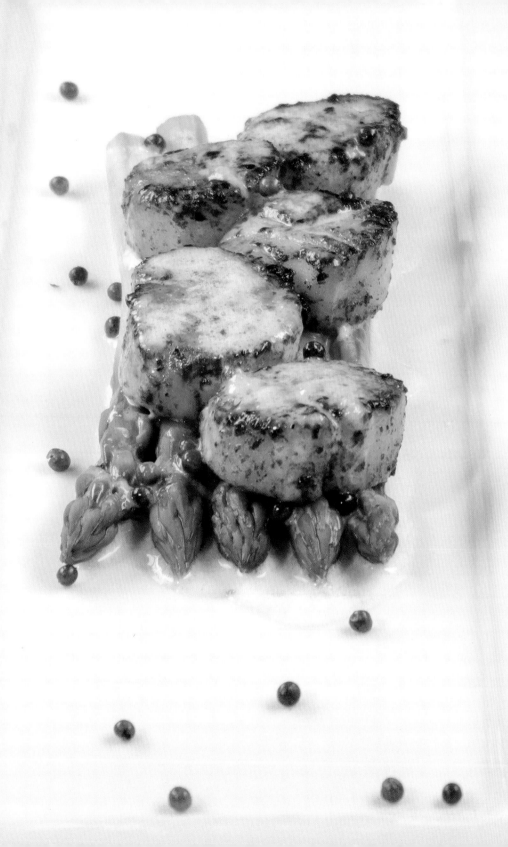

豬肩肉佐蜜汁配紫甘藍

(BRAISED PORK SHOULDER WITH DEMI-GLACE OVER PURPLE CABBAGE)

每份多量營養素含量	脂肪	碳水化合物	纖維	蛋白質
475 大卡	30.7 公克	11.5 公克	3.2 公克	30.3 公克

份量	4 份	準備時間	20 分鐘	烹調時間	2 個半至 3 個半小時

豬肩肉與蜜汁：

2 tbsp 蕃茄醬，分開備用

1 tbsp 椰子油或 MCT 油

1 tbsp 煙燻辣椒粉

1 tsp 猶太鹽

1 lb（450g）無骨豬肩肉

2 tbsp 無鹽奶油

1 顆小洋蔥，切碎

1 根中型胡蘿蔔，切碎

2 根中型芹菜，切碎

¼ cup 不甜紅酒

1 cup 牛骨高湯（第 135 頁）

1 片月桂葉

5 顆黑胡椒粒

2 顆大蒜，去皮

5 枝新鮮荷蘭芹

3 枝新鮮百里香

2 枝新鮮龍蒿

⅛ 至 ¼ tsp 玉米糖膠（自選）

甘藍：

1 tbsp 猶太鹽

1 tsp 白醋

½ 顆紫甘藍，切片

2 tbsp 無鹽奶油

¼ cup 不甜紅酒

少許猶太鹽和黑胡椒粉

蘋果切薄片，裝飾（自選）

01 烤箱預熱至 120℃

02 將 1 tbsp 蕃茄醬、椰子油、煙燻辣椒粉和 1 tsp 鹽放入小盤攪拌後，均勻抹在豬肩肉備用。

03 用 4 qt（3.7ℓ）適用烤箱的鍋子或荷蘭烤鍋，以中火加熱奶油 1 分鐘，然後倒入剩餘的 1 tbsp 蕃茄醬和洋蔥、胡蘿蔔和芹菜拌炒 2 到 3 分鐘，直到蔬菜呈褐色後，加入紅酒和高湯煮沸，然後轉小火煨煮。

04 以大火熱炒鍋，放入豬肩肉油煎表面（每面煎大約 1 分鐘），之後將燒好的豬肉放入煨煮蔬菜的烤鍋裡。

05 製做滷包：將月桂葉、胡椒粒、大蒜、荷蘭芹、百里香和龍蒿將入棉布中，以麻線捆紮後，放入煨煮鍋內，蓋上蓋子（或用鋁箔紙包緊）放入烤箱煨烤 2 到 3 個小時，直到豬肉可輕易以刀子切開。

06 大約在豬肉煨烤好前 20 分鐘，汆燙一下甘藍：將 5 qt（4.7ℓ）平底鍋裝滿水煮沸，放入 1 tbsp 鹽和醋，之後將甘藍放入沸水中汆燙 30 至 45 秒，隨後取出放入冰水冰鎮冷卻。一旦冷卻後，瀝乾水分備用。

07 當豬肉煮好後，將其從鍋中取出（保留燉汁）放在砧板上，覆蓋鋁箔紙靜置一會。

08 準備一個細篩網或粗棉布放在乾淨的平底鍋上，將燉液倒入篩網瀝出醬汁，蔬菜可丟棄。將過濾好的汁液煮沸後轉小火燜煮 5 分鐘，並且將浮在上層的脂肪撈出。然後可繼續燜煮收

汁到濃稠度足以黏在勺子表面，過程大約 10 分鐘，或者選擇加入玉米糖膠增加濃稠度。

09 甘藍：在炒鍋中加入 2 tbsp 奶油，放入甘藍拌炒 3 到 4 分鐘，直到顏色開始變成棕色，加入紅酒降溫，蓋上鍋蓋燜 5 分鐘。之後打開鍋蓋，慢慢煮至所有液體蒸發後，用鹽和胡椒調味。

10 將豬肉切成 4 等分，每份放上大約 ½ cup 甘藍與淋上 2 tbsp 醬汁。上桌前可用蘋果薄片裝飾。冷藏可保存 2 天。

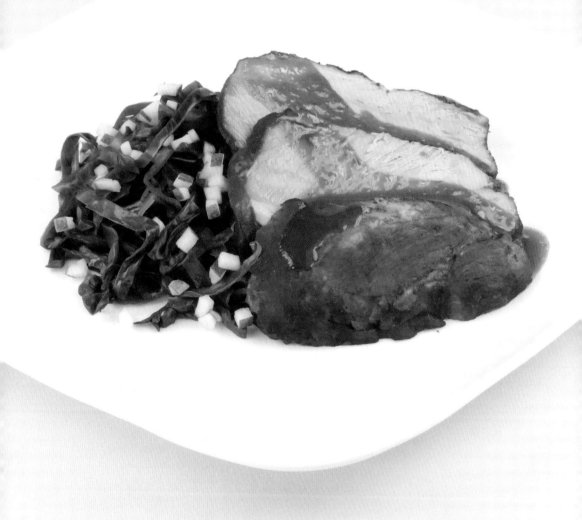

甜椒義大利香腸佐蕃茄蘑菇醬

（ITALIAN SAUSAGE–STUFFED BELL PEPPERS WITH TOMATO-MUSHROOM MARINARA）

每份多量營養素含量	脂肪	碳水化合物	纖維	蛋白質
659 大卡	47.4 公克	17.6 公克	5.7 公克	37.7 公克

份量	4 份	準備時間	15 分鐘	烹調時間	大約 45 分鐘

蕃茄醬汁：

1 tbsp 橄欖油

¼ 顆小紅洋蔥，切碎

1 cup 切碎蘑菇

1 顆大型蕃茄切碎

½ cup 牛骨高湯（第 135 頁）

¼ 把新鮮羅勒，切碎

1 tsp 大蒜粉

¼ cup 動物性鮮奶油

¾ cup 帕馬森起司粉

內餡：

1 tbsp 椰子油或 MCT 油

¼ 顆小白洋蔥，切碎

3 根青蔥，切碎

2 顆大蒜，切碎

4 oz 菠菜，切碎

8 oz（225g）牛絞肉（80％瘦肉；20％脂肪）

8 oz（225g）義大利香腸，去腸衣切碎

2 oz 奶油起司（¼ cup）

2 oz 菲達起司（feta cheese）

2 tsp 義大利調味料

½ tsp 猶太鹽

¼ tsp 黑胡椒粉

2 tbsp 高纖椰子粉

3 tbsp 榛子粉，分開備用

4 顆小型甜椒，去籽挖空

1 tbsp 亞麻籽粉

¾ cup 帕馬森起司粉

01　將烤箱預熱至 220℃，烤盤上鋪一層烘焙紙，並放上冷卻架。

02　製作義式蕃茄醬：將橄欖油倒入小鍋以中火加熱 1 到 2 分鐘後，加入紅洋蔥和蘑菇放入拌炒 3 到 4 分鐘，直到蔬菜開始呈褐色。

03　將蕃茄放入平底鍋煮 3 到 4 分鐘，倒入高湯、羅勒和大蒜粉煮沸後轉小火燉 15 至 20 分鐘，直到水量減少四分之一後，拌入動物性鮮奶油和帕馬森起司。

04　當煨煮蕃茄醬汁時，製作餡料：在大型煎鍋中以中火加熱椰子油 1 至 2 分鐘，隨後加入洋蔥、大蒜、菠菜拌炒 2 至 3 分鐘後，靜置冷卻。

05　將牛絞肉、香腸、奶油起司、菲達起司、義大利調味料、鹽、胡椒、菠菜和 ¼ cup 蕃茄醬汁混合均勻。

06　將椰子粉和 1 tbsp 榛子粉混合後，均勻灑在甜椒的內層。每個甜椒塞入大約 5 oz（140g）的餡料並放上烤架。

07　將剩下的 2 tbsp 榛子粉、亞麻籽和起司粉拌勻後，均勻灑在甜椒上層。

08　烘烤 18 至 20 分鐘，直到內餡溫度達 65℃ 後，從烤箱取出，搭配剩餘的蕃茄醬汁即可上桌。將剩菜的肉餡甜椒存放在密閉容器中冷藏可保存 4 天。

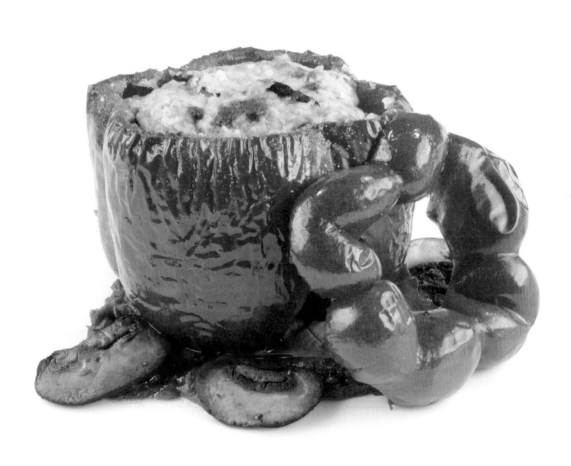

曼菲斯式烤雞佐青豆

(MEMPHIS-STYLE BARBECUED CHICKEN WITH GREEN BEANS AMANDINE)

每份多量營養素含量	脂肪	碳水化合物	纖維	蛋白質
440 大卡	28.8 公克	7.1 公克	2.1 公克	38.2 公克

份量	6 份	準備時間	10 分鐘，外加 20 分鐘醃雞肉	烹調時間	20 分鐘

醃汁：

1 cup 雞高湯（第 137 頁）

¼ cup 蕃茄醬

2 tbsp 烏斯特黑醋醬
（Worcestershire sauce）

2 tbsp 醬油

1 tbsp 蘋果醋

1 tbsp 芥末醬

1 tsp 煙燻辣椒粉

1 tsp 洋蔥粉

1 tsp 大蒜粉

½ tsp 孜然粉

⅛ tsp 肉桂粉

⅛ tsp 丁香粉

⅛ tsp 肉豆蔻

12 隻雞腿

青豆：

1 tbsp 猶太鹽

8 oz（225g）青豆，洗淨去絲

2 tbsp 無鹽奶油

¼ cup 切片杏仁

1 oz（30g）杏仁甜味酒（自選）

烤肉醬：

保留的醬汁（預留自上方）

1 片月桂葉

01 醃汁：將高湯、蕃茄醬、黑醋醬、醬油、蘋果醋、芥末和香料放入大碗攪拌均勻。

02 把雞腿放進醃汁裡醃 20 分鐘。

03 以高溫預熱烤架。

04 汆燙青豆：將 5 qt（4.7ℓ）平底鍋裝滿四分之三的水，加入鹽並煮沸。放入青豆汆燙 2 到 3 分鐘，瀝乾備用。

05 把雞腿從醃汁中取出，每面火烤 2 到 3 分鐘，直到內部溫度達到 85℃。如果外層過於焦化，則可將火烤時間減少到每面 1 至 2 分鐘，然後將雞肉放入 180℃烤箱內烘烤至完成熟透。

06 將醃汁倒入小平底鍋中煮沸後，加入月桂葉，然後慢慢燜煮直到水分減少四分之一或直到形成烤肉醬的濃稠度，過程大約 10 分鐘，隨後取出月桂葉。

07 當醃汁正在收汁時，完成青豆料理：用大型炒鍋以中大火融化奶油後，倒入青豆拌炒 3 到 4 分鐘，直到帶有青嫩口感，最後拌入杏仁和杏仁甜味酒（如果有）再拌炒一下，等到所有液體蒸發後即可關火。

08 將雞腿放在青豆上，淋上燒烤醬即可上桌。剩下的食物存放在密閉容器中可冷藏保存 4 天。

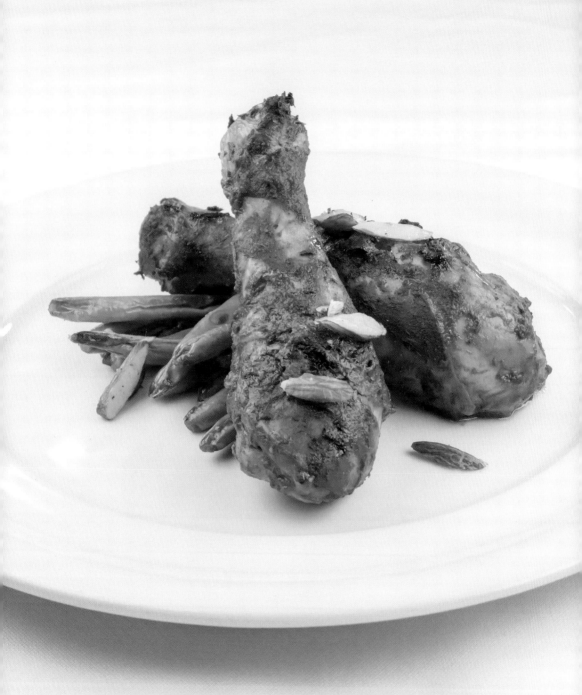

阿拉斯加捲佐拉差蒜泥蛋黃醬
（ALASKA ROLLS WITH SRIRACHA AIOLI）

每份多量營養素含量	脂肪	碳水化合物	纖維	蛋白質
304 大卡	23.1 公克	3.9 公克	0.1 公克	20 公克

份量	4 份	準備時間	15 分鐘	烹調時間	—

阿拉斯加捲：

1（8 oz、225g）包奶油起司，
置室溫融化

½ tsp 洋蔥粉

½ tsp 猶太鹽

4 片海苔捲皮

½ 條黃瓜，切薄片

12 oz（340g）醃漬鮭魚
（lox），分開備用

拉差蒜泥蛋黃醬：

3 tbsp 經典蒜泥蛋黃醬（第
141 頁）

2 tsp 拉搓香甜辣椒醬

01 將奶油起司、洋蔥粉和鹽倒入小碗中，用手拿攪拌機混合均勻。

02 在壽司墊或烘焙紙上鋪一張海苔片，將 2oz 奶油芝士混合物、2 片薄黃瓜和 3oz 醃漬鮭魚一層層鋪在海苔片上後捲起海苔，確保壽司墊或烘焙紙不要捲在壽司內。

03 用一個小碗將蛋黃醬和拉差醬混合均勻。

04 將每個壽司捲切成 8 等分，搭配拉差蒜泥蛋黃醬上桌。剩餘的壽司卷和拉差蒜泥蛋黃醬要存放在不同的密閉容器中，冷藏可保存 4 天。

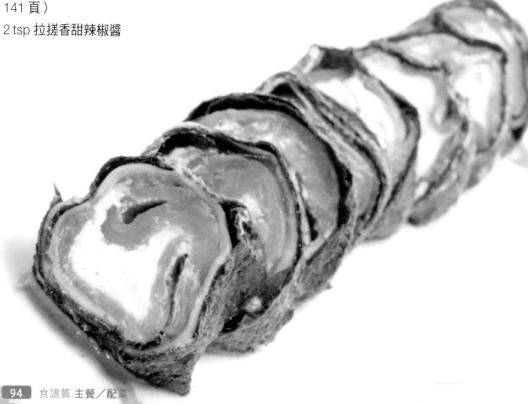

烤蘆筍佐帕馬森起司和喜馬拉雅鹽

（ ROASTED ASPARAGUS WITH PARMESAN AND HIMALAYAN SALT ）

每份多量營養素含量	脂肪	碳水化合物	纖維	蛋白質
137 大卡	10.7 公克	4.4 公克	1.6 公克	7.4 公克

份量	4 份	準備時間	5 分鐘	烹調時間	大約 15 分鐘

1½ tsp 猶太鹽

20 根中型蘆薈，去尾端

1 tbsp 椰子油或 MCT 油

¼ 顆小紅洋蔥，切片

¾ cup 現磨帕馬森起司粉（大約 2 oz）

1 tbsp 特級初榨橄欖油

喜馬拉雅鹽粗粒

01 烤箱預熱至 200℃，烤盤上鋪一張烘焙紙。

02 在一個寬盤上（夠大到放入蘆筍擺平）倒入約三分之一滿的水，放入鹽煮沸後，將蘆筍汆燙 2 分鐘或直到變嫩。取出蘆筍並瀝乾。

03 用炒鍋以中火加熱椰子油 1 到 2 分鐘後，放入洋蔥拌炒 2 至 3 分鐘後取出備用。

04 把蘆筍放在烤盤上，撒上帕瑪森起司烘烤 5 至 6 分鐘，直至起司融化開始呈褐色。之後將蘆筍從烤箱取出，淋上橄欖油並撒上喜馬拉雅鹽。

05 將蘆筍和炒洋蔥一起裝盤即可上桌。剩餘的食物可存放密閉容器內冷藏可保存 5 天。

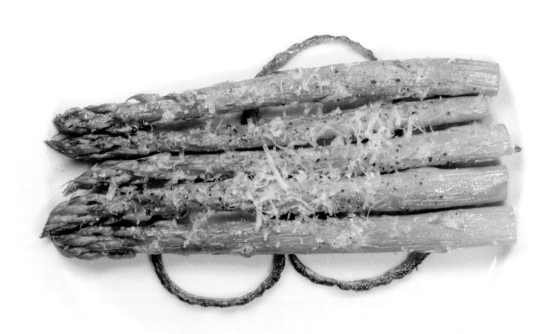

烤甜椒奶油青豆
(ROASTED RED PEPPER BROWN BUTTER GREEN BEAN)

每份多量營養素含量	脂肪	碳水化合物	纖維	蛋白質
151 大卡	12.3 公克	10.2 公克	3.9 公克	2.6 公克

份量	4 份	準備時間	10 分鐘	烹調時間	大約 15 分鐘

1 顆紅甜椒

1 tbsp 橄欖油

3 tbsp 無鹽奶油

1 lb（450g）青豆，洗淨去絲

½ cup 蔬菜高湯（第 134 頁）

少許猶太鹽和黑胡椒粉

> 提示：如果沒有火烤爐，你可以利用烤箱的炙烤功能。將橄欖油抹在甜椒後放在烤盤上，設定高溫炙烤 4 到 5 分鐘，過程中將烤盤前後翻轉一次，或者用燒烤設備也可以達到同樣的效果。

01 在甜椒上抹一層橄欖油，用大火烤至焦狀後放入耐熱碗裡，用保鮮膜蓋住備用。

02 用大鍋以中火加熱奶油，使其達到高溫並呈焦化 2 至 3 分鐘後，拌入青豆拌炒 5 到 6 分鐘呈焦糖化後轉小火，隨後倒入高湯燜煮 4 至 5 分鐘，直至青豆變軟。

03 當青豆在煨煮的同時，剝除甜椒燒焦的表面，去核心和籽切成小塊，然後加到青豆中，最後用鹽和胡椒調味，完成後平分 4 等分擺盤。

04 冷熱皆可上桌。剩餘的食物可存放密閉容器中冷藏可保存 4 天。

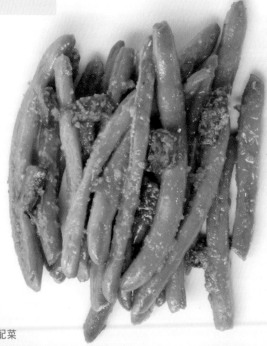

紅燒培根球芽甘藍

(BRAISED BACON-Y BRUSSELS)

每份多量營養素含量	脂肪	碳水化合物	纖維	蛋白質
189 大卡	14 公克	11.4 公克	4.3 公克	8 公克

份量	4 份		準備時間	5 分鐘		烹調時間	15 分鐘

4 片厚切培根，切碎

1 lb（450g）球芽甘藍，對切

3 tbsp 無鹽奶油

½ cup 牛骨高湯（第 135 頁）

猶太鹽和黑胡椒粉

10 顆罐裝珍珠洋蔥，對切

01 以小火煎培根 5 至 6 分鐘使油脂釋出。

02 轉中火，放入奶油融化 1 至 2 分鐘後，加入球芽甘藍拌炒 3 到 4 分鐘，等到外層呈酥脆狀後，加入高湯用小火煨煮 4 到 5 分鐘，直到甘藍變軟嫩，隨後用鹽和胡椒調味。

03 上桌前在甘藍周圍灑上洋蔥，趁熱食用。剩餘的甘藍可存在密閉容器中冷藏可保存 4 天。

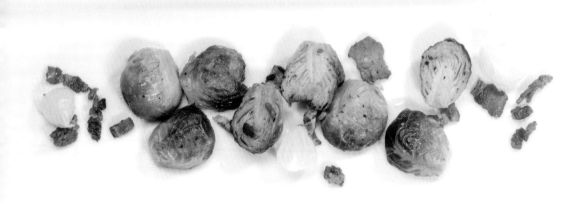

帕馬森起司茄子佐義式蕃茄醬
（EGGPLANT PARMESAN WITH MARINARA）

每份多量營養素含量	脂肪	碳水化合物	纖維	蛋白質
323 大卡	27.3 公克	8.6 公克	3.4 公克	10.7 公克

份量	4 份		準備時間	25 分鐘		烹調時間	20 分鐘

1 條茄子（大約 10 oz、280g）
切成 ¼ in（5mm）厚圓片

1 qt（940㎖）水

2 tbsp 猶太鹽

3 tbsp 橄欖油，煎鍋備用

義式蕃茄醬：

1 tbsp 橄欖油

2 顆羅馬蕃茄，切碎

¼ 顆小紅洋蔥，切碎

2 顆大蒜，切碎

½ cup 蔬菜高湯（第 134 頁）

½ 把新鮮羅勒，切碎

麵衣：

¼ cup 去皮杏仁粉

¾ cup 現磨帕馬森起司粉（大約 2 oz）

1 tsp 猶太鹽

淋醬：

1 tbsp 特級初榨橄欖油

01 將切好的茄子放入裝滿水和加鹽的大碗中，靜置 15 至 20 分鐘。將茄子從水中取出瀝乾 5 分鐘，然後用餐巾紙拍乾。

02 製作義式蕃茄醬：在 2½ qt（2.3ℓ）平底鍋中以中火加熱 1 tbsp 橄欖油後，放入蕃茄、洋蔥和大蒜拌炒 4 到 5 分鐘，直到洋蔥呈半透明狀，隨後加入高湯和羅勒燉煮 15 分鐘。

03 當義式蕃茄醬在煨煮的同時，將杏仁粉、帕馬森起司和鹽放入小碗裡。用大鍋以中火加熱 1 tbsp 橄欖油 1 到 2 分鐘。將茄子切片兩面輕輕沾上杏仁粉混合物後，放入煎鍋煎 2 到 3 分鐘，可一次放入三片。

04 醬汁關火。可以將醬汁倒入食物攪拌器攪拌使其更滑順，或者保留其塊狀口感。上桌前，舀一些醬汁在盤子上，上面放 4 或 5 片茄子，最後淋上特級初榨橄欖油。剩餘的茄子和醬汁要分開存在密封容器中，冷藏可保存 5 天。

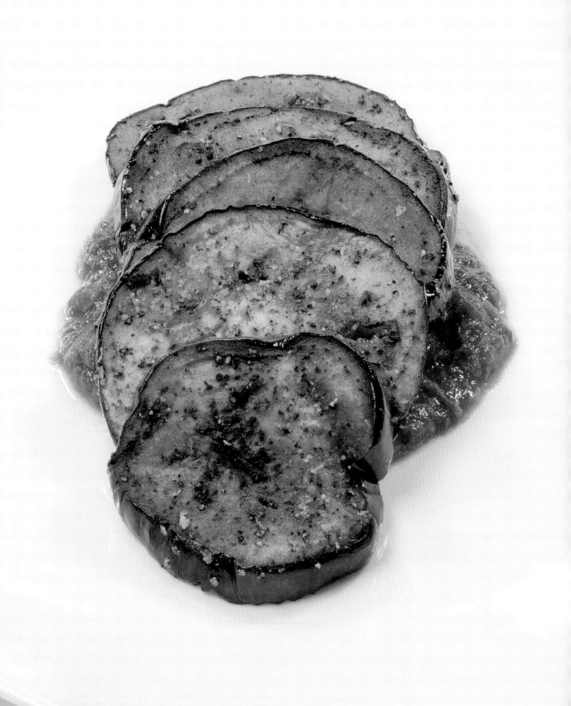

經典巧克力脆餅
（CLASSIC CHOCOLATE CHIP COOKIES）

每份多量營養素含量	脂肪	碳水化合物	纖維	蛋白質
111 大卡	9.9 公克	2.4 公克	1.5 公克	3.5 公克

份量	10 至 12 塊餅乾	準備時間	10 分鐘	烹調時間	15 至 18 分鐘

½ cup 去皮杏仁粉

¼ cup 高纖椰子粉

¼ cup 多用途綜合蛋白粉

（Multi-Purpose Mix）

1 tsp 烘焙粉

¼ tsp 猶太鹽

½ cup（4 oz）無鹽奶油，置室溫軟化

½ cup 粒狀赤藻糖醇

2 tbsp 無糖楓糖漿

1 顆雞蛋

1 tsp 香草精

⅓ cup 烘焙專用黑巧克力碎片

（Dark Chocolate Baking Chips）

01 烤箱預熱至 180℃，在烤盤鋪一張矽膠墊或烘焙紙。

02 將杏仁粉、椰子粉、蛋白粉和烘焙粉過篩放入大碗中，隨後加入鹽攪拌均勻備用。

03 用裝有攪拌棒的攪拌器，以低速將奶油打成乳狀，隨後緩慢加入赤藻糖醇，並繼續攪拌大約 30 秒，直到完全融合。

04 將楓糖漿、雞蛋和香草精倒入小碗攪拌均勻。當攪拌器以低速運轉時，將楓糖漿混合物緩慢倒入奶油混合物中，繼續攪拌 45 至 60 秒直至完全混合。

05 保持攪拌器低速運轉，慢慢將杏仁粉混合物倒入奶油混合物攪拌均勻。這時你可能需要用手以完成攪拌步驟。一旦混合物完全融合後，拌入巧克力脆片。

06 挖出 2 tbsp 麵團，放在手掌中搓成球狀，之後放在烤盤上用湯匙壓扁，每片餅乾間隔大約 1 in（2.5cm）。

07 烘烤 15 到 18 分鐘，直到邊緣開始呈褐色。烤好後，使用刮刀，輕輕拿出餅乾放到冷卻架上靜置 5 至 10 分鐘冷卻。

08 餅乾存放在密閉容器內可保存 5 天。

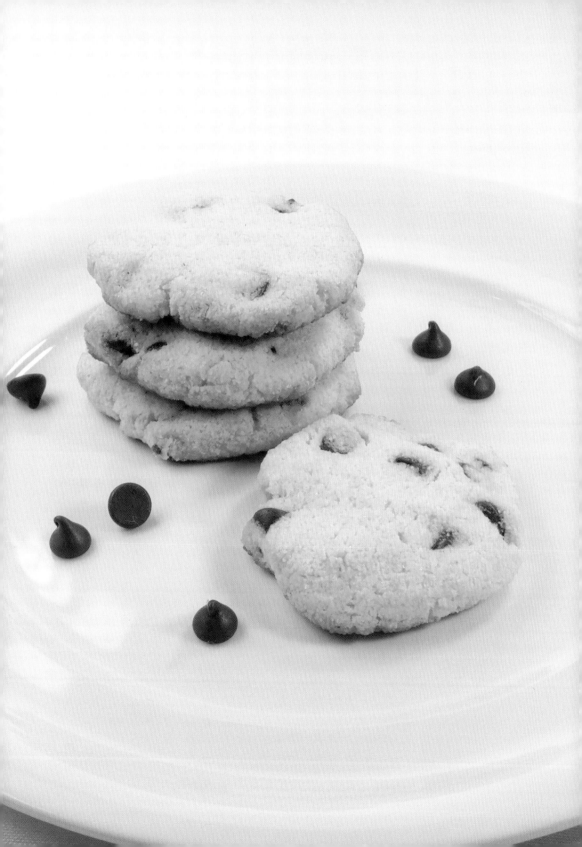

雙倍巧克力脆餅
(DOUBLE CHOCOLATE CHIP COOKIES)

每份多量營養素含量	脂肪	碳水化合物	纖維	蛋白質
110 大卡	9.9 公克	2.7 公克	1.5 公克	3.4 公克

份量	10 至 12 塊餅乾	準備時間	10 分鐘	烹調時間	15 至 18 分鐘

½ cup 去皮杏仁粉

¼ cup 巧克力蛋白粉

3 tbsp 高纖椰子粉

1 tbsp 黑可可粉

1 tsp 烘培粉

¼ tsp 猶太鹽

½ cup（4 oz）無鹽奶油，靜置室溫軟化

½ cup 粒狀赤藻糖醇

2 tbsp 無糖楓糖漿

1 顆雞蛋

1 tsp 香草精

⅓ cup 烘焙專用黑巧克力碎片
（ Dark Chocolate Baking Chips ）

01 烤箱預熱至 180℃，在烤盤鋪一張矽膠墊或烘焙紙。

02 將杏仁粉、椰子粉、蛋白粉、可可粉和烘焙粉過篩放入大碗中，隨後加入鹽攪拌均勻備用。

03 用裝有攪拌棒的攪拌器，以低速將奶油打成乳狀，隨後緩慢加入赤藻糖醇，並繼續攪拌大約 30 秒，直到完全融合備用。

04 將楓糖漿、雞蛋和香草精倒入小碗攪拌均勻。當攪拌器以低速運轉時，將楓糖漿混合物緩慢倒入奶油混合物中，繼續攪拌 45 至 60 秒直至完全混合。

05 保持攪拌器低速運轉，慢慢將杏仁粉混合物倒入奶油混合物攪拌均勻。這時你可能需要用手以完成攪拌步驟。一旦混合物完全融合後，拌入巧克力脆片。

06 挖出 2 tbsp 麵團，放在手掌中搓成球狀，之後放在烤盤上用湯匙壓扁，每片餅乾間隔大約 1 in（2.5cm）。

07 烘烤 15 到 18 分鐘，直到邊緣開始呈褐色。烤好後，使用刮刀，輕輕拿出餅乾放到冷卻架上靜置 5 至 10 分鐘冷卻。

08 餅乾存放在密閉容器內可保存 5 天。

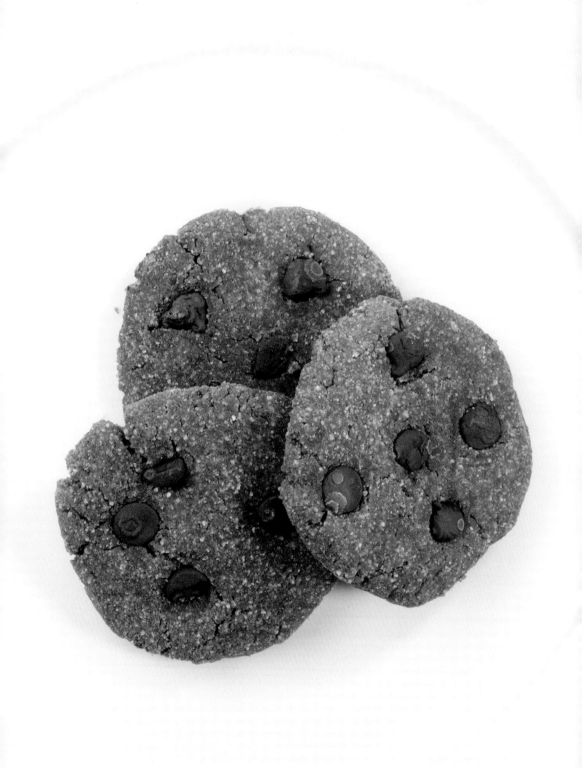

豆蔻焦糖楓香餅

（CARDAMOM SNICKERDOODLES WITH MAPLE BOURBON CARAMEL）

每份多量營養素含量	脂肪	碳水化合物	纖維	蛋白質
144 大卡	13.5 公克	3.6 公克	2.5 公克	2.1 公克

份量	8 至 10 塊餅乾（每份 1 塊）	準備時間	15 分鐘	烹調時間	8 至 11 分鐘

上桌前可搭配半顆葡萄，讓口感和風味形成對比。

餅乾：

½ cup 高纖椰子粉

2 tbsp 去皮杏仁粉

2 tbsp 榛子粉

1 tbsp 洋車前子纖維粉

½ tsp 猶太鹽

½ tsp 肉桂粉

¼ tsp 豆蔻粉

⅛ tsp 肉豆蔻粉

⅛ tsp 玉米糖膠

⅛ tsp 純蔗糖素

⅛ tsp 烘焙粉

½ cup 無糖杏仁奶

1 tbsp 動物性鮮奶油

1 顆雞蛋

2 tbsp 無鹽奶油，置室溫軟化

1 tbsp 椰子油

1 tbsp 代糖紅糖

1½ tsp 香草精

½ tsp 楓樹精（maple extract）

上層：

1 tsp 赤藻醣醇粉

1 tsp 肉桂粉

¼ tsp 豆蔻粉

焦糖：

3 tbsp 澄清奶油（第 140 頁）

1 tbsp 粒狀赤藻醣醇

1 tbsp 波本酒（自選）

½ tsp 楓樹精

¼ cup 動物性鮮奶油

01 烤箱預熱至 180℃，在烤盤鋪一張矽膠墊或噴上一層烹飪油。

02 將椰子粉、杏仁粉、榛子粉、洋車前子纖維粉、鹽、玉米糖膠、蔗糖素和烘焙粉過篩放入大碗中備用。

03 把其他剩下的餅乾配料放入中碗攪拌均勻。

04 將濕性配料倒入乾性配料中，用橡皮鏟混合直到形成麵團狀。

05 挖出 2 tbsp 麵團，放在手掌中搓成球狀，之後放在烤盤上用湯匙稍微壓扁，每片餅乾間隔大約 1 in（2.5cm），之後放入烤箱烘烤 8 至 11 分鐘，直至餅乾邊緣開始呈褐色。

06 當餅乾在烘烤時，把上層配料攪拌均勻備用。

07 製作焦糖：以大火加熱澄清奶油 2 到 3 分鐘，直到釋出堅果味。隨後拌入赤藻糖醇、波本酒（如果有）和楓樹精攪拌，直到赤藻糖醇完全溶解，再加入鮮奶油，攪拌均勻後關火。

08 將餅乾取出，噴上烹飪油後灑上表層配料，然後用平坦的表面（如水杯底）將配料壓入餅乾，或者你也可以將餅乾表層放在火烤爐下（broiler）烘烤 1 分鐘。

09 將做好的餅乾移到冷卻架上，靜置冷卻 10 到 15分鐘。上桌前可在每塊餅乾上淋1 tbsp 焦糖。

10 餅乾室溫可保存 5 天。焦糖冷藏可保存 1 周。 若要再加熱焦糖，可放入微波爐以 20 秒為一 單位微波 1 到 2 分鐘，直到呈流動性的液體。

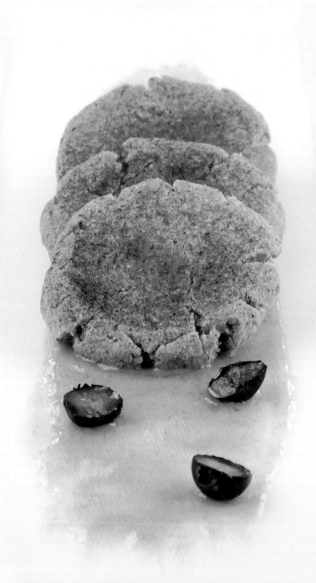

巧克力碎餅
（CHOCOLATE BARK）

每份多量營養素含量	脂肪	碳水化合物	纖維	蛋白質
170 大卡	16.5 公克	3.3 公克	1.7 公克	2 公克

份量	16 份	準備時間	10 分鐘	烹調時間	—

2 oz（55g）無糖巧克力，切碎

2 oz（55g）可可粉

少許純甜菊粉

少許猶太鹽

4 oz（110g）碎夏威夷核果

¼ cup（½ 條）無鹽奶油，置室溫軟化

少許純蔗糖素

¼ cup 椰子醬，置室溫軟化

¼ cup 無糖花生醬，置室溫

¼ cup 烘焙專用黑巧克力碎片
（Dark Chocolate Baking Chips）

01 以 30 秒為單位，微波巧克力和可可約 2 到 3 分鐘，使其融化，過程中不時攪拌，隨後加入甜菊和鹽調味至完全融合。在 12 in（30cm）的餐盤上噴一層烹飪油後，將巧克力混合物倒在盤子上。

02 把夏威夷拌入融化的奶油中，用純蔗糖素和鹽調味，然後均勻鋪在巧克力上。

03 把椰子醬和花生醬放在小碗中，用鹽調味後攪拌均勻。隨後將混合物平均倒在夏威夷堅果上，上層再灑上巧克力碎片，然後放入冰箱裡冷藏 3 到 4 分鐘。

04 上桌前，把巧克力碎片平分 16 等分，剩餘的巧克力冷藏可保存 1 周。

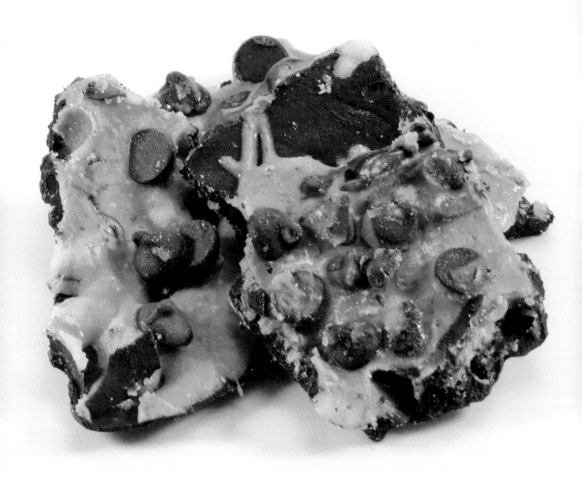

巧克力慕斯
(CHOCOLATE MOUSSE)

每份多量營養素含量（不含上層）	脂肪	碳水化合物	纖維	蛋白質
323 大卡	27.6 公克	7 公克	2.9 公克	10.4 公克

份量	4 份	準備時間	10 分鐘，外加冷藏 2 小時	烹調時間	2 至 4 分鐘

2 oz（45g）無糖巧克力
（100% 可可）

½ cup 動物性鮮奶油

2 tbsp 赤藻醣醇粉

4 oz（½ cup）奶油起司，置
室溫軟化

¼ cup 巧克力蛋白粉

½ tsp 杏仁精

裝飾：
可可粉

上層：
生榛子切碎

打發鮮奶油

黑巧克力藍莓（可可含量 80%
至 100%）

01 把巧克力切成 ¼ in（5mm），用微波爐以 15 秒為單位，高溫微波 2 到 4 分鐘，每次微波後攪拌一下，直到巧克力融化。

02 將鮮奶油和赤藻糖醇打發，直到形成中型山峰狀，大約 3 到 4 分鐘。

03 將奶油起司、蛋白粉、杏仁精和融化的巧克力攪拌均勻，隨後輕輕拌入打發的鮮奶油。

04 將慕斯分成4等分，放入 6 oz（170g）的點心烤杯、罐子或雞尾酒杯內。若要更優雅的呈現，在將慕斯放入杯子前，先用水把杯子邊緣沾濕，然後灑上可可粉後再放入慕斯。食用前先冷藏至少 2 小時。

05 可選擇你喜愛的上層生酮點心一起食用。

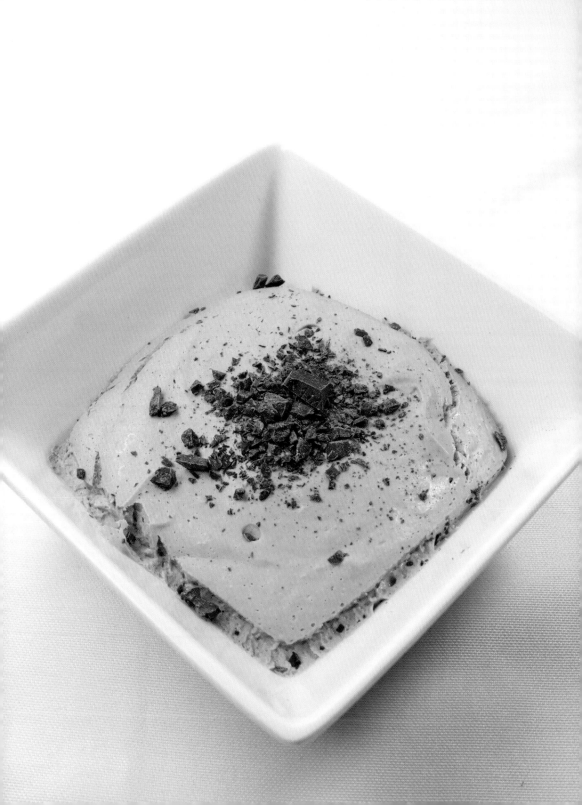

布朗尼杯子蛋糕
（SINGLE-SERVING BROWNIE MUG CAKE）

每份多量營養素含量	脂肪	碳水化合物	纖維	蛋白質
466 大卡	35.2 公克	12 公克	6.3 公克	31.7 公克

份量	1 份	準備時間	5 分鐘	烹調時間	大約 2 分鐘

2 tbsp 動物性鮮奶油

2 tsp 粒狀赤藻醣醇

¼ 巧克力蛋白粉

2 tbsp MCT 油粉末

¼ tsp 小蘇打粉

少許猶太鹽

½ cup 無糖杏仁奶

1 tsp 香草精

1 顆雞蛋

1 tbsp 可可粉

裝飾：

1 tbsp 碎夏威夷核果

01 將鮮奶油倒入碗中打發，直到形成隆起山峰狀，大約 2 到 3 分鐘，隨後輕輕拌入赤藻糖醇後放入冰箱備用。

02 將蛋白粉、MCT 油粉、小蘇打和鹽過篩放入攪拌碗中。

03 在攪拌機中，將杏仁奶、香草精、雞蛋和可可粉攪拌均勻直到呈光滑狀。之後，將杏仁奶混合物倒入乾性配料中繼續攪拌至平滑，隨後將這些混合物輕輕拌入打發的鮮奶油中。

04 將麵糊倒入 16 oz（450㎖）或更大的杯子，在頂部留下至少 2 in（5cm）的空間。之後蓋上保鮮膜用微波爐高溫微波 1 分鐘。再小心取出並打開保鮮膜（這時很燙，要小心不要被蒸汽燙傷）。

05 打開保鮮膜後，把杯子再放回微波爐，以高溫微波 30 到 45 秒，直到插入牙籤取出不沾黏。

06 上桌前，可以灑上碎堅果裝飾並趁熱食用。

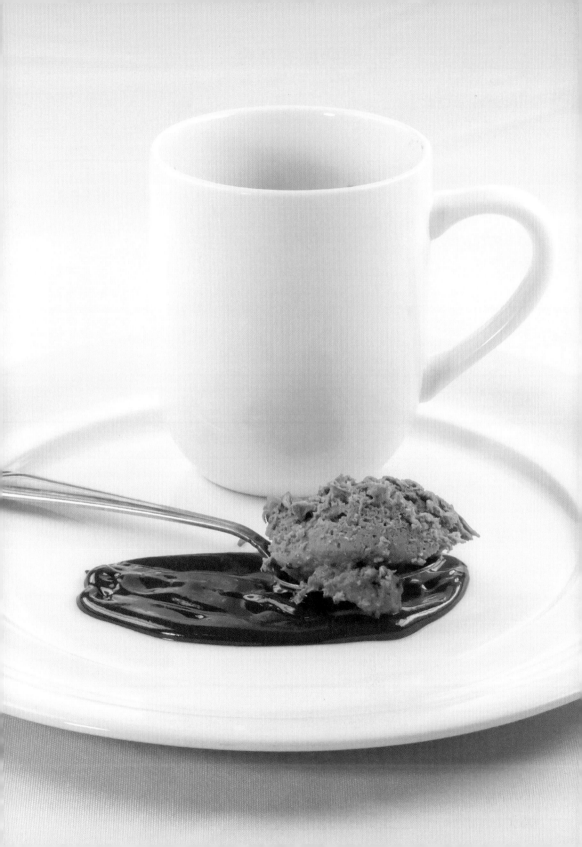

經典起司蛋糕
（CLASSIC CHEESE CAKE）

每份多量營養素含量	脂肪	碳水化合物	纖維	蛋白質
258 大卡	22.1 公克	4 公克	1.2 公克	7.8 公克

份量	12 吋蛋糕（16 份）	準備時間	10 分鐘，外加冷藏時間	烹調時間	大約 40 分鐘

內餡：

3（8 oz、225g）包奶油起司，置室溫軟化

5 顆蛋黃

2 顆全蛋

¼ cup 香草蛋白粉

3 tbsp 粒狀赤藻醣醇

1 tsp 香草精

½ tsp 猶太鹽

餅皮

½ cup（1 條）無鹽奶油，置室溫軟化

¼ cup 香草蛋白粉

¼ cup 高纖椰子粉

裝飾：

新鮮莓果

01 烤箱預熱至 180℃，在 12 in（30㎝）彈簧扣模中噴上烹飪油。

02 使用電動攪拌機或手持電動攪拌機將內餡攪拌至呈平滑狀。

03 把餅皮的配料放入另一個碗，用叉子攪拌均勻，直到大致形成一個麵團。

04 把餅皮麵團壓入上好油的彈簧扣模內底部，烘烤大約 4 到 5 分鐘。

05 將烤好的餅皮從烤箱中取出，烤箱溫度轉為 150℃。

06 在烤箱裡放一個烤盤，裡面裝滿 ⅓ 的水，以利蒸烤。將餡料倒入烤好的餅皮內後，將彈簧扣模放入裝滿水的烤盤上，大約烘烤 32 到 35 分鐘，直到起司蛋糕變硬，但非褐色。

07 將烤好的蛋糕從烤箱取出，置於室溫降溫後，打開扣環拿出蛋糕，將蛋糕放入冰箱冷藏。

08 上桌前，將蛋糕切成 16 等分，再用莓果裝飾。剩餘的蛋糕可存在密閉容器內冷藏保存 1 周。

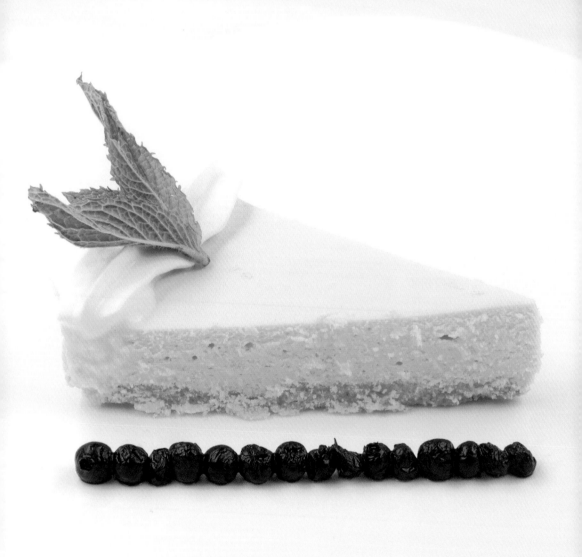

甜餅
（SUGAR COOKIES）

每份多量營養素含量	脂肪	碳水化合物	纖維	蛋白質
92 大卡	7.8 公克	2.9 公克	1.3 公克	3 公克

份量	10 到 12 個餅乾	準備時間	20 分鐘，外加 1 小時冷藏麵團	烹調時間	7 到 10 分鐘

⅓ cup 又 2 tbsp 高纖椰子粉

⅓ cup 去皮杏仁粉

⅓ cup 香草蛋白粉

½ tsp 烘焙粉

¼ tsp 鹽

1 雞蛋

2 tbsp 杏仁奶

1 tsp 香草精

⅛ tsp 純蔗糖素

½ cup（1 條）無鹽奶油，置室溫軟化

2 tbsp 赤藻醣醇粉

⅓ cup 粒狀赤藻醣醇

01 將椰子粉、杏仁粉、蛋白粉、烘焙粉和鹽過篩放入攪拌碗中。

02 用另一個碗放入雞蛋、杏仁奶、香草精和純蔗糖素攪拌直到呈平滑狀備用。

03 用另一個碗，使用手持電動攪拌機，將奶油打成乳狀後，加入赤藻醣醇粉攪拌直到呈平滑狀。隨後慢慢加入雞蛋混合物直到完全融合。

04 將麵粉混合物拌入奶油混合物，直到混合均勻呈麵團狀後，用保鮮膜把麵團蓋起來放入冰箱冷藏 1 小時。

05 烤箱預熱至 180℃，在烤盤鋪上一層烘焙紙。

06 挖出 2tbsp 的麵團揉成球狀，放在烤盤上壓扁。每個餅乾的間隔大約為 1 in（2.5㎝）。

07 將壓好的餅乾放入烤箱烘烤 7 到 10 分鐘，直到邊緣開始變脆後（不要呈褐色），將餅乾取出放到冷卻架上降溫 5 分鐘。

08 將粒狀赤藻醣醇放入大碗中，然後把每個冷卻的餅乾放入其中，直到表層沾上赤藻醣醇。

09 餅乾存放在密閉容器內，室溫可保存 3 天。

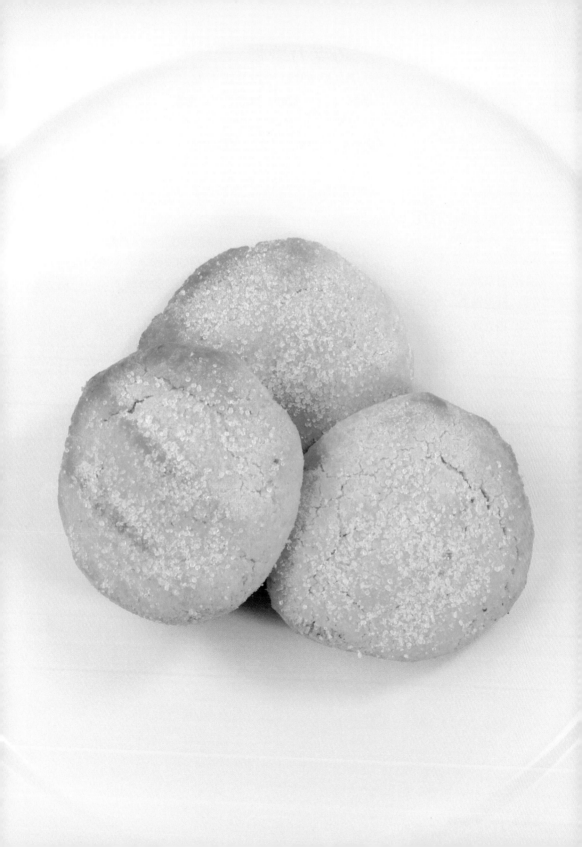

巧克力培根
(CHOCOLATE-COVERED BACON)

每份多量營養素含量	脂肪	碳水化合物	纖維	蛋白質
276 大卡	24.5 公克	8.2 公克	4.8 公克	6.2 公克

份量	6 片（每份 3 片）	準備時間	5 分鐘	烹調時間	大約 10 分鐘

6 片厚切培根

2 oz（55g）無糖巧克力（100% 可可），大致切碎

1 oz（30g）可可醬

½ tsp 香草精

¼ tsp 純蔗糖素

⅛ tsp 猶太鹽

01 在工作檯鋪一張烘焙紙（大約 10in、25cm 長）。

02 以中火加熱大煎鍋 1 到 2 分鐘後放入培根，將培根煎到你喜好的脆度，大約 6 分鐘為較不脆的培根；10 分鐘為酥脆的培根。將煎好的培根從鍋中取出，用紙巾輕拍吸去多餘的油脂，然後靜置一旁備用。

03 把巧克力和可可醬放入適用微波爐的碗，用高溫以 15 秒為單位微波 2 到 4 分鐘，過程中不時攪拌直到巧克力熔化。隨後加入香草精、蔗糖素和鹽攪拌混合，靜置 2 到 3 分鐘冷卻。

04 取一根培根片，將一半浸入融化的巧克力中，隨後將沾上巧克力醬的培根放在烘焙紙上。重複以上步驟將所有培根沾上巧克力醬。上桌前，讓巧克力培根靜置 5 分鐘左右。

05 冷藏可保存 3 天。

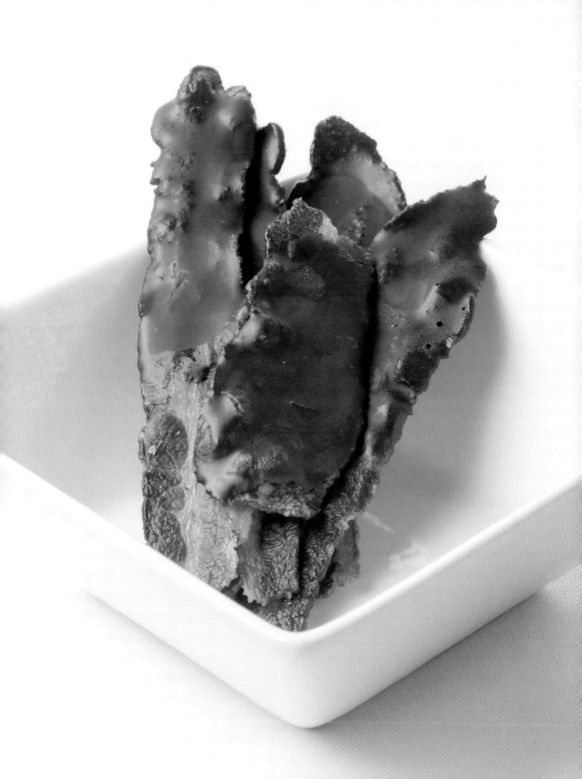

濃情巧克力蛋糕佐瑞士奶油糖霜
(RICH CHOCOLATE CUPCAKES WITH SWISS BUTTERCREAM)

每份多量營養素含量	脂肪	碳水化合物	纖維	蛋白質
300 大卡	27.8 公克	6 公克	4.4 公克	7.3 公克

份量	12 個杯子蛋糕（每份 1 個）	準備時間	15 分鐘	烹調時間	12 到 15 分鐘

杯子蛋糕：

½ cup 去皮杏仁粉

½ cup 高纖椰子粉

¼ cup 巧克力蛋白粉

¼ cup 可可粉

½ tsp 烘焙粉

½ tsp 小蘇打

¼ tsp 猶太鹽

⅛ tsp 玉米糖膠

2 顆雞蛋

½ cup 無糖杏仁奶

⅓ cup 動物性鮮奶油

6 tbsp（¾ 條）無鹽奶油，低溫融化

2 oz（55g）無糖巧克力，低溫融化

奶油糖霜：

½ cup 水

3 顆蛋白，置於室溫

¼ cup 粒狀赤藻醣醇

¾ cup（1½ 條）無鹽奶油，置室溫軟化

1 tsp 香草精

少許猶太鹽

少許純甜菊粉

裝飾：

1 oz（30g）無糖巧克力，刮成薄碎片

1 tbsp 可可粉

01 烤箱預熱至 180℃，並且在 12 連馬芬烤模內鋪上襯紙。

02 將杏仁粉、椰子粉、蛋白粉、可可粉、焙焙粉、小蘇打、鹽、玉米糖膠過篩放入大碗備用。

03 用另一個碗，放入雞蛋、杏仁奶、鮮奶油、奶油和巧克力攪拌均勻。

04 將濕性配料拌入乾性配料中攪拌均勻後，將麵糊倒入烤膜，每孔大約三分之二滿，烘烤 12 到 15 分鐘，直到牙籤插入取出後不沾黏。

05 當蛋糕在烘烤的同時製作奶油糖霜：把水倒入 2½ qt（2.3ℓ）的平底鍋以中火中煮沸。

06 隔水加熱蛋白和赤藻醣醇，直到赤藻醣醇溶解，再持續加熱攪拌至 70℃，千萬不要讓溫度超過 70℃。隨後離開熱源，用手持電動攪拌機以高速攪拌直到呈光滑隆起山峰狀，過程大約 3 分鐘。

07 持續攪拌，同時 1 次加入 1 tbsp 奶油，每次加入奶油後都要完全融合。當所有奶油加完後，加入香草精、鹽和甜菊調味。奶霜要攪拌至光滑，不可成塊狀。完成的奶霜可裝入擠花袋中備用。

08 將烤好的杯子蛋糕取出放到冷卻架上，靜置 5 到 10 分鐘冷卻後，每個蛋糕擠上一球奶油霜，並灑上巧克力片和可可粉即可上桌，室溫可保存 3 天，冷藏可保存 1 周。

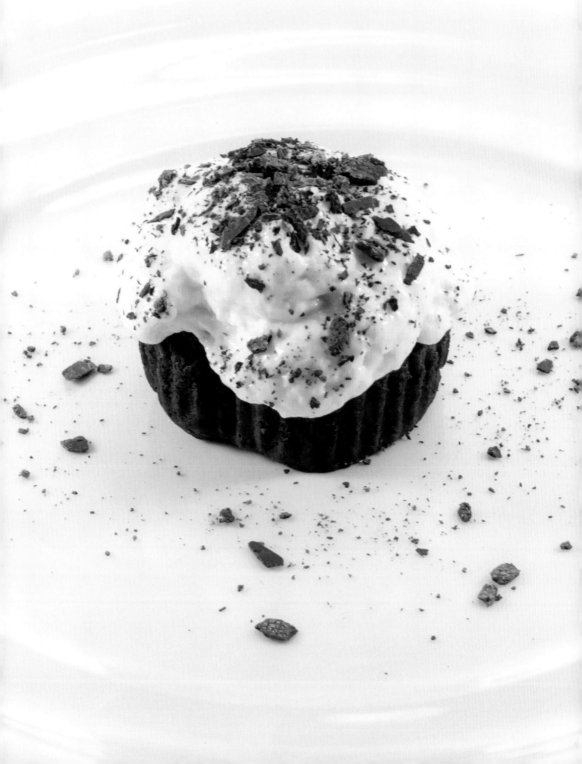

巧克力花生軟糖
（CHOCOLATE PEANUT BUTTER FUDGE）

每份多量營養素含量	脂肪	碳水化合物	纖維	蛋白質
110 大卡	10.3 公克	1.5 公克	0.6 公克	3.9 公克

份量	16 份	準備時間	5 分鐘，外加 1 到 2 個小時冷藏	烹調時間	少於 1 分鐘

¾ cup 動物性鮮奶油

3 tbsp 可可醬（1½ oz）融化

3 tbsp 椰子油，融化

2 tbsp 無糖顆粒花生醬，置於室溫

½ tsp 猶太鹽

⅛ tsp 純蔗糖素

3 tbsp 可可粉

½ cup 多用途綜合蛋白粉

上層：

1 tsp 粗海鹽

01 將鮮奶油以高溫微波 30 至 45 秒，直到變熱但不燙。隨後加入可可醬、椰子油、花生醬、鹽和蔗糖素攪拌直到完全混合。

02 將可可粉和蛋白粉過篩放入鮮奶油混合物中攪拌直到呈厚麵糊狀。隨後將混合物倒入 8 吋（20㎝）方形烤盤中，放入冰箱冷藏 1 到 2 小時直到變硬。

03 從冰箱取出軟糖灑上海鹽後，切成 16 等分即可上桌。剩下的軟糖放於冰箱冷藏可保存 1 周。

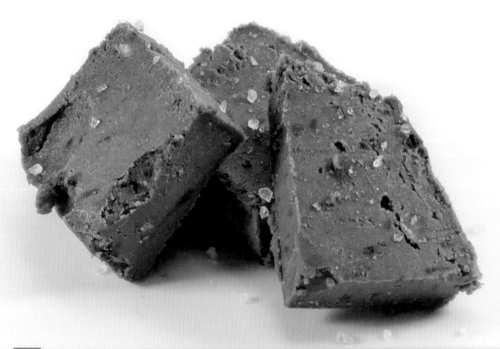

布朗尼軟糖
（FUDGE BROWNIES）

每份多量營養素含量	脂肪	碳水化合物	纖維	蛋白質
148 大卡	13.9 公克	2.9 公克	1.6 公克	2.7 公克

份量	16 份布朗尼（每份 1 個）	準備時間	10 分鐘	烹調時間	13 至 16 分鐘

½ cup 又 1 tbsp 去皮杏仁粉

2 tbsp 可可粉

1 tsp 烘焙粉

½ cup 夏威夷核果，壓碎

2 oz 無糖巧克力

¼ cup 椰子油

¼ cup 無鹽奶油

⅓ cup 粒狀赤藻醣醇

2 顆雞蛋

01 烤箱預熱至 180℃，將 8 in（20 ㎝）方型烤盤噴上烹飪油。

02 將杏仁粉、可可粉和烘焙粉過篩到小碗後再加入夏威夷核果。

03 將巧克力和椰子油放入微波爐中微波 2 到 3 分鐘，直到融化後拌入奶油攪拌均勻。

04 把赤藻醣醇和雞蛋攪拌均勻，直到完全融合。

05 將巧克力混合物拌入乾性配料中攪拌，完全混合後，再拌入雞蛋混合物攪拌直到形成麵糊。

06 將麵糊倒入烤盤，放入烤箱烘烤直到將牙籤插入取出不沾黏，大約 13 到 16 分鐘。將烤好的布朗尼取出，連同烤盤靜置 5 到 10 分鐘冷卻。

07 將布朗尼切成 16 等分即可上桌。剩餘的布朗尼存放在密閉容器中室溫可保存 4 天。

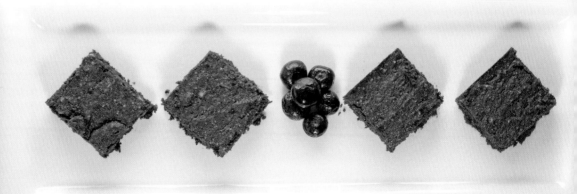

檸檬藍莓蛋糕
（SINGLE-SERVING LEMON BLUEBERRY CAKE）

每份多量營養素含量	脂肪	碳水化合物	纖維	蛋白質
427 大卡	37 公克	12.3 公克	6.7 公克	11.3 公克

份量	1 份	準備時間	5 分鐘	烹調時間	1 分鐘

2 tbsp 去皮杏仁粉

2 tbsp 高纖椰子粉

½ tsp 小蘇打

⅛ tsp 玉米糖膠

2 tbsp 無鹽奶油，低溫融化

1 顆雞蛋

1 tsp 代糖紅糖

2 tbsp 藍莓

1 tsp 碎檸檬皮

1 tsp 現擠檸檬汁

裝飾：

1 顆藍莓

1 片薄荷葉

1 tsp 赤藻醣醇粉

01 將杏仁粉、椰子粉、小蘇打和玉米糖膠過篩放入小碗。

02 用另一個小碗，將奶油、雞蛋和烘培代糖混合均勻。

03 將濕性配料倒入乾性配料中混合均勻後，拌入藍莓、檸檬皮和檸檬汁，然後把麵糊放入容器中，用保鮮膜覆蓋以高溫微波 1 分鐘。

04 將微波好的蛋糕從微波爐中取出，用藍莓、薄荷葉和赤藻醣醇粉裝飾即可上桌或待涼食用。剩餘的蛋糕可蓋上蓋子冷藏可保存 1 周。

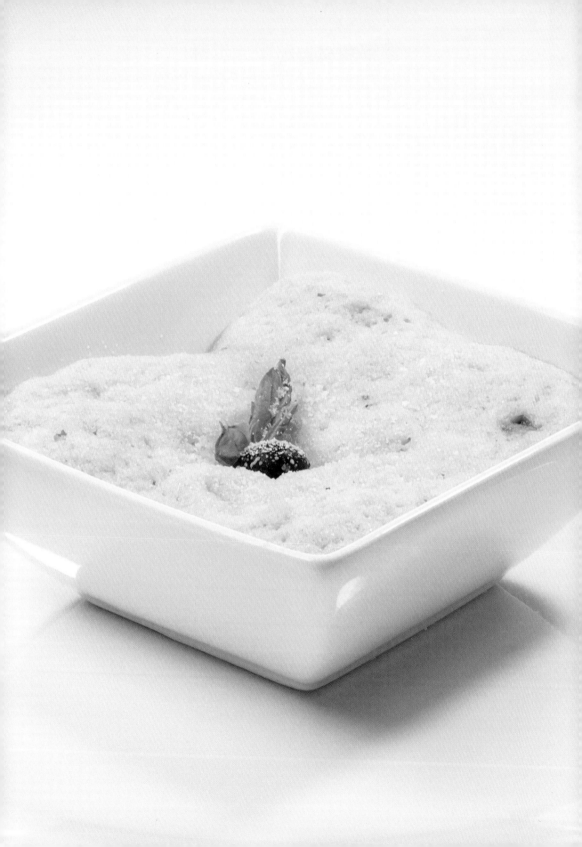

濃郁巧克力酪梨冰淇淋
（RICH CHOCOLATE AVOCADO ICE CREAM）

每份多量營養素含量（基本為 4 份）	脂肪	碳水化合物	纖維	蛋白質
353 大卡	29.8 公克	11.3 公克	6.7 公克	12 公克

份量	4 到 6 份	準備時間	5 分鐘，外加冷卻冰淇淋、攪拌和冷凍時間	烹調時間	5 分鐘

1 cup 全脂椰奶

½ cup 無糖杏仁奶

½ tsp 猶太鹽

1 tsp 粒狀赤藻醣醇

⅛ tsp 純蔗糖素

2 顆雞蛋

2 顆酪梨（每顆 225g）對切去籽

¼ cup 巧克力蛋白粉

3 tbsp 可可粉

特殊工具：
製冰淇淋機

01 在你打算製作冰淇淋的四小時前，先將冰淇淋機的冷凍碗放入冰箱冷凍。

02 將椰奶、杏仁奶、鹽、赤藻醣醇和蔗糖素倒入 5 qt（4.7ℓ）鍋中加熱直到沸騰，然後倒入攪拌機攪拌直到呈平滑狀。

03 將雞蛋放入中型耐熱碗中攪拌後，緩慢加入四分之一熱椰奶混合物，一次倒入 2tbsp 左右，持續攪拌到混合物融合。隨後蓋上攪拌器的蓋子，但取下填充蓋，將攪拌器轉至低速，然後慢慢將雞蛋和椰奶混合物倒入攪拌器中攪拌。

04 取下攪拌器蓋子，把酪梨果肉放進攪拌機中，用低速檔攪拌，隨後加入蛋白粉和可可粉，並持續混合直到混合物完全融合。

05 將攪拌碗放入冰箱，直到混合物完全冷凍，過程大約至少 4 小時。

06 將冷凍碗放入冰淇淋製造機內，根據製造機的使用說明攪拌冰淇淋。

07 把做好的冰淇淋倒入密閉容器內放入冰箱冷凍變硬，過程大約 20 分鐘。冰淇淋成品放入冰箱冷凍可保存 1 個月

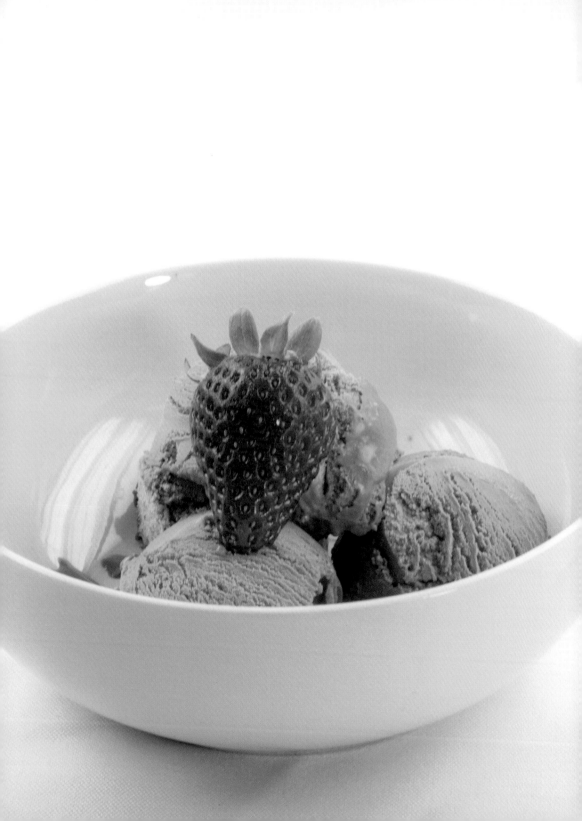

楓糖波本胡桃酪梨冰淇淋
（MAPLE BOURBON PECAN AVOCADO ICE CREAM）

每份多量營養素含量（基本為 4 份）	脂肪	碳水化合物	纖維	蛋白質
285 大卡	29.7 公克	8.7 公克	4.3 公克	11.6 公克

份量	4 到 6 份	準備時間	5 分鐘，外加冷卻冰淇淋、攪拌和冷凍時間	烹調時間	5 分鐘

1 cup 全脂椰奶

½ cup 無糖杏仁奶

½ tsp 猶太鹽

1 tsp 粒狀赤藻醣醇

⅛ tsp 純蔗糖素

2 顆雞蛋

2 顆酪梨（每顆 225g）對切去籽

¼ cup 香草蛋白粉

½ tsp 香草精

½ tsp 楓樹精

½ oz（15 mℓ）波本酒（自選）

¼ cup 碎胡桃

上層：
碎胡桃

特殊工具：
製冰淇淋機

01 在你打算製作冰淇淋的四小時前，先將冰淇淋機的冷凍碗放入冰箱冷凍。

02 將椰奶、杏仁奶、鹽、赤藻醣醇和蔗糖素倒入 5 qt（4.7ℓ）鍋中加熱直到沸騰，然後倒入攪拌機攪拌直到呈平滑狀。

03 將雞蛋放入中型耐熱碗中攪拌後，緩慢加入四分之一熱椰奶混合物，一次倒入 2tbsp 左右，持續攪拌到混合物融合。隨後蓋上攪拌器的蓋子，但取下填充蓋，將攪拌器轉至低速，然後慢慢將雞蛋和椰奶混合物倒入攪拌器中攪拌。

04 取下攪拌器蓋子，把酪梨果肉放進攪拌機中，用低速檔攪拌，隨後加入香草蛋白粉、香草精、楓樹精和波本酒（如果有），並持續混合直到混合物完全融合。

05 將攪拌碗放入冰箱，直到混合物完全冷凍，過程大約至少 4 小時。

06 將冷凍碗放入冰淇淋製造機內，根據製造機的使用説明攪拌冰淇淋，並且在剩下最後 2 分鐘的攪拌時間內放入碎胡桃。

07 把做好的冰淇淋倒入密閉容器內放入冰箱冷凍變硬，過程大約 20 分鐘。冰淇淋成品放入冰箱冷凍可保存 1 個月。

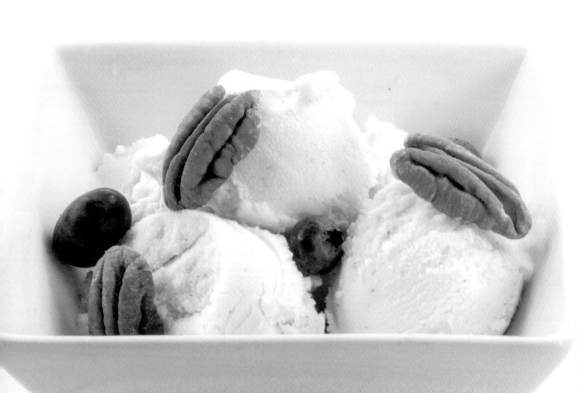

鹹味焦糖霜胡蘿蔔蛋糕
（CARROT CAKE WITH SALTED CARAMEL FROSTING）

每份多量營養素含量	脂肪	碳水化合物	纖維	蛋白質
464 大卡	40.1 公克	7.6 公克	3.9 公克	14.2 公克

份量	三層九吋蛋糕（8 份）	準備時間	30 分鐘	烹調時間	15 分鐘

蛋糕體：

¾ cup 去皮杏仁粉

½ cup 高纖椰子粉

¼ cup 多用途綜合蛋白粉

（Multi-Purpose Mix）

1 tbsp 亞麻籽粉

1 tsp 烘焙粉

½ tsp 玉米糖膠

2 tsp 肉桂粉

¼ tsp 五香粉

¼ tsp 丁香粉

¼ tsp 肉豆蔻粉

½ tsp 猶太鹽

5 顆雞蛋

½ cup（1 條）無鹽奶油，融化

3 tbsp 椰子油或 MCT 油

2 tbsp 動物性鮮奶油

2 tsp 香草精

1 tsp 代糖紅糖

¼ tsp 純蔗糖素（自選）

¾ cup 無糖杏仁奶

1 根胡蘿蔔（225g），切絲，保留一些裝飾用

¼ cup 胡桃，切碎

糖霜：

2（8 oz、225g）包奶油起司，置室溫軟化

¼ cup 鹽味焦糖蛋白粉

2 tbsp 無鹽奶油，置室溫軟化

1½ tsp 肉桂粉

¼ tsp 猶太鹽

裝飾：

¼ cup 整顆胡桃

01 將烤箱預熱至 170℃，將 3 個 9 in（22cm）圓型烤盤噴上烹飪油。

02 蛋糕體：將杏仁粉、椰子粉、蛋白粉、亞麻籽、烘焙粉、¼tsp 玉米糖膠、五香粉、鹽過篩。

03 把蛋白蛋黃分開放入兩個大碗。在裝有蛋黃的碗中加入奶油、椰子油、鮮奶油、香草精、代糖和蔗糖素，用手持電動攪拌機攪拌均勻。

04 將蛋白打發起泡，加入剩下的 ¼tsp 玉米糖膠，使用手持電動攪拌機打發，直到呈隆起山峰狀，過程大約 2 至 3 分鐘。

05 將乾性配方拌入蛋黃攪拌均勻，再慢慢拌入打發的蛋白中，隨後拌入杏仁奶、胡蘿蔔絲和胡桃。將麵糊分成 3 等分倒入烤盤烘烤 11 到 15 分鐘，直到邊緣開始呈褐色，稍微脫離烤盤。

06 烘烤的同時製做糖霜：使用手持電動攪拌機將奶油起司、蛋白粉、奶油、肉桂粉和鹽混合均勻，直到呈光滑狀。

07 將烤好的蛋糕從烤盤中取出，放在冷卻架上 10 到 15 分鐘直到冷卻定型。

08 組合蛋糕：將蛋糕放在盤子上並抹上一層糖霜，
　　然後疊上第二個蛋糕，同樣抹上一層糖霜，再
　　疊上第三個蛋糕作為最後一層，剩餘的糖霜則
　　均勻抹在整個蛋糕的頂層和兩側。

09 切成 8 等分並裝盤，搭配整顆胡桃和胡蘿蔔絲
　　即可上桌。冷藏可保存 1 周。

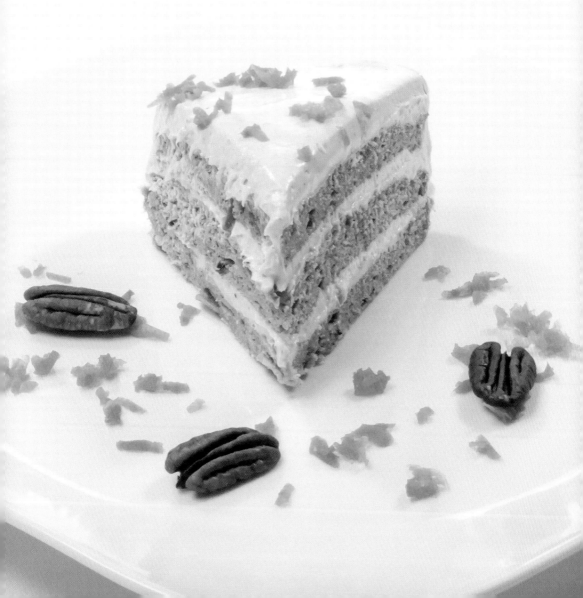

花生香蕉松露巧克力
(CHOCOLATE PEANUT BUTTER BANANA TRUFFLES)

每份多量營養素含量	脂肪	碳水化合物	纖維	蛋白質
212 大卡	18.5 公克	5.5 公克	2.6 公克	6.9 公克

份量	6 顆（每份 1 顆）	準備時間	10 分鐘，外加 10 分鐘冷凍	烹調時間	5 分鐘

花生醬餡料：

¼ cup 巧克力蛋白粉

1 oz 奶油起司（2 tbsp）置室溫軟化

2 tbsp 無糖花生醬

2 tbsp 無糖杏仁奶

1 tbsp 無鹽奶油

1 tbsp 粒狀赤藻醣醇

1 tbsp 可可粉

¼ tsp 猶太鹽

巧克力外層：

3 oz 無糖巧克力

1½ oz（40g）司可可粉

⅛ tsp 純蔗糖素

少許猶太鹽

淋醬：

1 oz（30g）可可醬

¼ tsp 香蕉精

1 滴食用黃色色素（自選）

01 將所有內餡配料倒入碗中混合均勻，搓成六顆高爾夫球大的球形放在烤盤上，每顆球插入一根牙籤，放入冰箱冷凍 10 分鐘。

02 同時，將巧克力外層的配料放入適用微波爐的碗中，以高溫 30 秒為一單位，微波 2 到 3 分鐘，過程中不時攪拌，直到巧克力融化均勻，溫度大約在 50℃。然後透過靜置冷卻與微波加熱的方式使巧克力的溫度維持在 31℃和 33℃之間，這樣其濃稠度才夠。

03 將花生球從冰箱中取出，浸入巧克力中均勻裹上表層。（過程中你可能需要再加熱巧克力，使其保持在最佳的溫度範圍）將裹好表層的巧克力球放到烤盤上並取出牙籤。

04 製作淋醬：將可可醬以高溫 15 秒為一單位，微波 2 到 3 分鐘後，加入香蕉精和黃色食用色素（如果有）攪拌均勻，之後放入塑膠袋或蛋糕擠花袋中。如果使用塑膠袋，要將截角剪下一角。隨後將淋醬擠在每顆球上，靜置室溫 3 至 5 分鐘直到淋醬變硬。

05 做好的巧克力球可立即食用，或放入密閉容器內冷藏可保存 1 周。

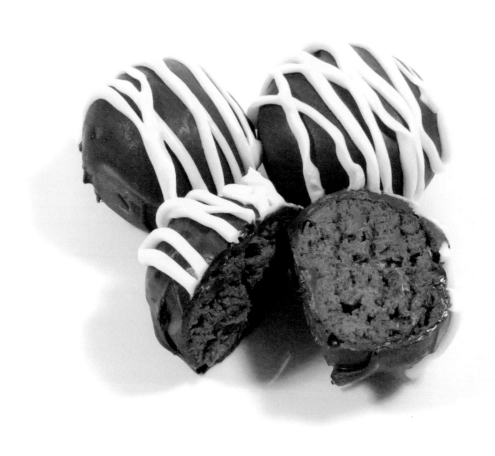

愛爾蘭奶油開心果蛋糕
（IRISH CREAM PISTACHIO CAKE SQUARES）

每份多量營養素含量	脂肪	碳水化合物	纖維	蛋白質
392 大卡	26.9 公克	9.5 公克	4.6 公克	11.2 公克

份量	12 份	準備時間	10 分鐘	烹調時間	35 至 40 分鐘

脆皮：

½ cup 高纖椰子粉

2 tbsp 香草蛋白粉

少許猶太鹽

¼ cup（½ 條）無鹽奶油，融化

1 tbsp 椰子醬（coconut manna）

½ tsp 肉桂粉

1 tsp 動物性鮮奶油

蛋糕體：

¼ cup 去皮杏仁粉

2 tbsp 高纖椰子粉

2 tbsp 香草蛋白粉

1 包（8 oz、225g）起司奶油，置室軟化

¼ cup（½ 條）無鹽奶油，融化

3 顆雞蛋，置室溫

2 tbsp 愛爾蘭奶酒（自選）

½ tsp 香草精

2 tbsp 粒狀赤藻醣醇

½ tsp 肉桂粉

¼ tsp 純甜菊粉

¼ tsp 猶太鹽

少許肉豆蔻粉

8 oz（225g）開心果

01 烤箱預熱至 200℃，將 8 in（20cm）方形烤盤噴上烹飪油。

02 製作脆皮：將所有脆皮配料放入中碗混合均勻，直到形成一個鬆散麵團後，把麵團壓在烤盤底部烘烤 7 到 9 分鐘，直到邊緣開始呈褐色後取出，靜置一旁備用。

03 製作蛋糕：將杏仁粉、椰子粉和蛋白粉過篩放入大碗。

04 將奶油起司、奶油、雞蛋、奶酒（如果有）、香草精、赤藻醣醇、肉桂粉、甜菊粉、鹽和肉豆蔻放入另一個碗，用手持電動攪拌機混合均勻。將濕性配料倒入乾性配料中攪拌至均勻後，將 5 oz（140g）開心果拌入麵糊攪拌。將麵糊倒入烤盤烘烤 35 到 40 分鐘，直到邊緣呈褐色，且兩側稍微脫離烤盤。

05 將烤好的蛋糕取出，靜置冷卻後切成 12 等分，並用剩餘的開心果做裝飾即可上桌。冷藏可保存 5 天。

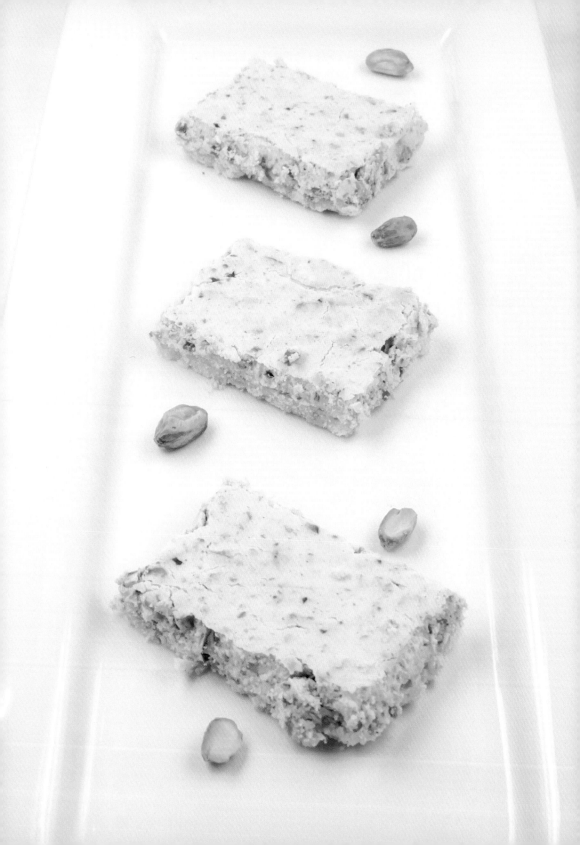

蔬菜高湯
（VEGETABLE STOCK）

每份多量營養素含量	脂肪	碳水化合物	纖維	蛋白質
8 大卡	0.5 公克	0.3 公克	0.1 公克	0.1 公克

份量	2 qt（1.8ℓ）（每份 1cup）	準備時間	10 分鐘	烹調時間	30 至 35 分鐘

製作湯品或醬汁時，可用蔬菜高湯取代水。它沒有牛肉、雞肉或魚類那麼強烈的味道，是燉菜、湯品很好的基底，也可作為炒肉或炒菜去漬收汁的液體。

2 tbsp 無鹽奶油

1 顆紅洋蔥（225g），切塊

2 根芹菜（每根 110g），切塊

2 根胡蘿蔔（每根 110g），去皮切塊

6 顆大蒜，切碎

2 qt（1.8ℓ）水

6 枝新鮮荷蘭芹

6 枝新鮮百里香

2 片月桂葉

1 tsp 猶太鹽

01 以中火將奶油加熱 1 至 2 分鐘後，加入洋蔥、芹菜、胡蘿蔔、大蒜拌炒 2 到 3 分鐘，過程中要不時攪拌。

02 將水倒入鍋中攪拌。加入荷蘭芹、百里香、月桂葉和鹽再攪拌一次，等到水煮沸後轉小火煨煮 30 到 35 分鐘。

03 將漏勺與棉布放在耐熱容器上，隨後倒入高湯濾出蔬菜，殘餘的蔬菜可丟棄。

04 蔬菜高湯存放在密閉容器內冷藏可保存 1 周，冷凍可保存 2 個月。

牛骨高湯
（BROWN BEEF STOCK）

每份多量營養素含量	脂肪	碳水化合物	纖維	蛋白質
14 大卡	0.5 公克	0.3 公克	0.1 公克	2 公克

份量	2 qt（1.8ℓ）（每份 1cup）	準備時間	15 分鐘	烹調時間	5 至 6 小時

2 lb（900g）牛骨，鋸成 2 in（5 cm）碎片

2 tbsp 無鹽奶油

1 顆紅洋蔥（225g），切塊

2 根芹菜（每根 110g），切塊

2 根胡蘿蔔（每根 110g），去皮切塊

6 顆大蒜，切碎

½ cup 不甜紅酒（自選）

2 qt（1.8mℓ）水

6 枝新鮮荷蘭芹

6 枝新鮮百里香

2 片月桂葉

1 tsp 猶太鹽

> 提示：當高湯完全冷卻時，其脂肪會浮在表層形成厚實的白色脂層，這時你可以用湯匙輕易去除。

01 烤箱預熱至 200℃。

02 用冷水將牛骨沖洗乾淨，然後放在烤盤上烤 45 到 60 分鐘，直到骨頭呈褐色但沒有燒焦；如果骨頭燒焦，高湯會殘留焦味。

03 當牛骨烘烤的同時，用煮湯鍋以中火將奶油加熱 1 至 2 分鐘後，加入洋蔥、芹菜、胡蘿蔔、大蒜拌炒 2 到 3 分鐘，過程中要不時攪拌。隨後倒入紅酒（如果有）燜煮 1 至 2 分鐘。

04 將水倒入鍋中攪拌。加入烤好的牛骨和烤盤上殘留的湯汁、荷蘭芹、百里香、月桂葉和鹽再攪拌一次，等到水煮沸後轉小火煨煮 4 到 5 個小時，直到湯汁呈褐色並浮出一層白色脂肪。將湯鍋從爐上移開一半，只有半邊的鍋子接觸火源，這樣油脂會浮在鍋子的一邊，方便撈出油脂。

05 將漏勺與棉布放在耐熱容器上，隨後倒入高湯濾出牛骨和蔬菜，殘餘的蔬菜和牛骨可丟棄。隨後將高湯倒入乾淨的鍋中煮沸，並撈去所有浮在表層的白色脂肪。

06 牛骨高湯存放在密閉容器內冷藏可保存 1 周，冷凍可保存 2 個月。

牛骨清湯
（WHITE BEEF STOCK）

每份多量營養素含量	脂肪	碳水化合物	纖維	蛋白質
14 大卡	0.5 公克	0.3 公克	0.1 公克	2 公克

份量	2qt（1.8ℓ）（每份 1cup）	準備時間	15 分鐘	烹調時間	2.5 至 3.5 小時

2 lb（900g）牛骨，鋸成 2 in（5 cm）碎片

4 qt（3.7ℓ）水

2 tbsp 無鹽奶油

1 顆紅洋蔥（225g），切塊

2 根芹菜（每根 110g），切塊

2 根胡蘿蔔（每根 110g），去皮切塊

6 顆大蒜，切碎

6 枝新鮮荷蘭芹

6 枝新鮮百里香

2 片月桂葉

1 tsp 猶太鹽

01 用冷水將牛骨沖洗乾淨後，放入煮湯鍋中，加入 2 qt（1.8ℓ）水煮沸 2 至 3 分鐘，隨後取出牛骨再沖洗一次備用。將煮沸的水倒掉。

02 用煮湯鍋以中火將奶油加熱 1 至 2 分鐘後，加入洋蔥、芹菜、胡蘿蔔、大蒜拌炒 2 到 3 分鐘，過程中要不時攪拌。

03 將剩下的 2 qt（1.8ℓ）水倒入鍋中攪拌。加入汆燙過的牛骨、荷蘭芹、百里香、月桂葉和鹽再攪拌一次，等到水煮沸後轉小火煨煮 2 到 3 個小時，直到浮出一層白色脂肪。將湯鍋從爐上移開一半，只有半邊的鍋子接觸火源，這樣油脂會浮在鍋子的一邊，方便撈出油脂。

04 將漏勺與棉布放在耐熱容器上，隨後倒入高湯濾出牛骨和蔬菜，殘餘的蔬菜和牛骨可丟棄。隨後將高湯倒入乾淨的鍋中煮沸，並撈去所有浮在表層的白色脂肪。

05 牛骨清湯存放在密閉容器內冷藏可保存 1 周，冷凍可保存 2 個月。

雞高湯
（CHICKEN STOCK）

每份多量營養素含量	脂肪	碳水化合物	纖維	蛋白質
6 大卡	0.4 公克	0.3 公克	0.1 公克	0.3 公克

份量	2 qt（1.8ℓ）（每份 1cup）	準備時間	15 分鐘	烹調時間	2 至 2.5 小時

2 lb（900g）雞骨頭（背、頸、爪或雞翅），切成 2 in（5 cm）大小

4 qt（3.7ℓ）水

2 tbsp 無鹽奶油

1 顆紅洋蔥（225g），切塊

2 根芹菜（每根 110g），切塊

2 根胡蘿蔔（每根 110g），去皮切塊

6 顆大蒜，切碎

6 枝新鮮荷蘭芹

6 枝新鮮百里香

2 片月桂葉

1 tsp 猶太鹽

01 用冷水將雞骨沖洗乾淨後，放入煮湯鍋中，加入 2 qt（1.8ℓ）水煮沸 2 至 3 分鐘，隨後取出雞骨再沖洗一次備用。將煮沸的水倒掉。

02 用煮湯鍋以中火將奶油加熱 1 至 2 分鐘後，加入洋蔥、芹菜、胡蘿蔔、大蒜拌炒 2 到 3 分鐘，過程中要不時攪拌

03 將剩下的 2 qt（1.8ℓ）水倒入鍋中攪拌。加入汆燙過的雞骨、荷蘭芹、百里香、月桂葉和鹽再攪拌一次，等到水煮沸後轉小火燜煮 1 個半到 2 個小時，直到浮出一層白色脂肪。將湯鍋從爐上移開一半，只有半邊的鍋子接觸火源，這樣油脂會浮在鍋子的一邊，方便撈出油脂。

04 將漏勺與棉布放在耐熱容器上，隨後倒入高湯濾出雞骨和蔬菜，殘餘的蔬菜和雞骨可丟棄。隨後將高湯倒入乾淨的鍋中煮沸，並撈去所有浮在表層的白色脂肪。

05 雞骨高湯存放在密閉容器內冷藏可保存 1 周，冷凍可保存 2 個月。

魚高湯
（FISH STOCK）

每份多量營養素含量	脂肪	碳水化合物	纖維	蛋白質
3 大卡	0.2 公克	0.3 公克	0.1 公克	0.1 公克

份量	2 qt（1.8ℓ）（每份 1cup）	準備時間	15 分鐘	烹調時間	1 至 1.5 小時

2 tbsp 無鹽奶油

1 顆紅洋蔥（225g），切塊

2 根芹菜（每根 110g），切塊

2 根胡蘿蔔（每根 110g），去皮切塊

6 顆大蒜，切碎

½ cup 白酒

2 qt（1.8ℓ）水

2 lb（900g）白魚類骨頭，如鯛魚、鱸音或比目魚，切塊

6 枝新鮮荷蘭芹

6 枝新鮮百里香

2 片月桂葉

1tsp 猶太鹽

01 以中火將奶油加熱 1 至 2 分鐘後，加入洋蔥、芹菜、胡蘿蔔、大蒜拌炒 2 到 3 分鐘，過程中要不時攪拌，隨後倒入白酒（如果有）。

02 將 2 qt（1.8ℓ）水倒入鍋中攪拌後，加入魚骨、荷蘭芹、百里香、月桂葉和鹽再攪拌一次，等到水煮沸後轉小火煨煮 1 個到 1 個半小時，直到浮出薄薄一層白色脂肪。將湯鍋從爐上移開一半，只有半邊的鍋子接觸火源，這樣油脂會浮在鍋子的一邊，方便撈出油脂。

03 將漏勺與棉布放在耐熱容器上，隨後倒入高湯濾出魚骨和蔬菜，殘餘的蔬菜和魚骨可丟棄。隨後將高湯倒入乾淨的鍋中煮沸，並撈去所有浮在表層的白色脂肪。

04 雞骨高湯存放在密閉容器內冷藏可保存 1 周，冷凍可保存 2 個月。

荷蘭醬
（HOLLANDAISE）

每份多量營養素含量	脂肪	碳水化合物	纖維	蛋白質
134 大卡	14.2 公克	0 公克	0 公克	1.6 公克

份量	1cup（每份 2tbsp）	準備時間	5 分鐘	烹調時間	10 分鐘

½ cup 水

4 顆蛋黃，置室溫

1 tbsp 檸檬汁

4 oz（110g）澄清奶油（下頁）
或無鹽奶油，融化

辣椒醬

少許猶太鹽和白胡椒

01 用一個小平底鍋加熱水直到沸騰。

02 將蛋黃放入中型耐熱碗中攪拌至液化後，拌入檸檬汁攪拌，直到混合物體積呈兩倍大。隨後把碗放在煮沸的水上，將蛋黃混合物攪拌 2 到 3 分鐘直到氣泡產生，混合物開始變濃稠。過程中要持續攪拌以防止蛋黃煮熟或黏在碗邊；過程中不要讓混合物的溫度超過 70℃，不然蛋黃會開始變熟。

03 以每次 1tbsp 的量慢慢加入奶油攪拌，在上一匙奶油完全融合後再加入下一匙奶油。重複這個過程，直到混合物體積呈 2 倍大，顏色變淡呈乳脂狀。這稱為絲帶階段，因為當你拉起混合物時，它會留下一道可見的痕跡一陣子。

04 將荷蘭醬移開熱源，用辣椒醬、鹽和胡椒調味，做好的荷蘭醬以隔水保溫備用或冷卻放入密閉容器冷藏 1 天。如果要加熱荷蘭醬，可以使用隔水加熱法，過程中要不時攪拌，直到溫度達到 60℃ 至 70℃。加熱完後請立即食用，若放得太久，它可能會油水分離。

澄清奶油和印度酥油
（CLARIFIED BUTTER AND GHEE）

每份多量營養素含量	脂肪	碳水化合物	纖維	蛋白質
119 大卡	13.5 公克	0 公克	0 公克	0 公克

份量 12 oz（340g） **準備時間** 5 分鐘 **烹調時間** 澄清奶油大約 15 分鐘；印度酥油大約 25 分鐘

　　澄清奶油和印度酥油一開始的製作過程完全相同，差別只在於加熱時間的長短。加熱奶油時，它會分離成三層，這時可過濾製成澄清奶油。如果繼續加熱，使水分蒸發更多，讓乳脂呈固體與褐色，這時最終的成品即為印度酥油，多了一點堅果香，且發煙點較高，保存期限也較長。

16 oz（450g）**無鹽奶油**

01 用小鍋以小火融化奶油，在耐熱的容器上放置棉布細篩網。

02 用文火讓奶油起泡，並慢慢煮沸，之後奶油會開始分成三層。大約 12 到 15 分鐘後，上層是一層薄薄的泡沫，中間層為透明金黃色，底層則為奶油層或乳固體。中間金黃色那一層就是澄清奶油，必須與其他兩層分離。所以一旦出現三層，請參見步驟 3 以製作澄清奶油，酥油則跳到步驟 4。

03 製作澄清奶油：這時關火靜置冷卻約 5 分鐘。用一個大勺子，撈出薄薄的泡沫上層丟棄，然後將奶油倒入棉布中，去除上層殘餘的泡沫層和底層的乳固體。澄清奶油可溫熱使用或冷卻並儲存作為日後之用。

04 製作酥油：繼續加熱奶油 5 到 10 分鐘，直到散發堅果香和底層乳固體呈褐色（這時要留意，千萬不要焦掉）。撈掉頂部薄薄泡沫層，並將奶油用棉布過濾倒進耐熱容器中，以去除頂層殘餘的泡沫和乳固體。酥油可以溫熱使用，或冷卻和儲存以備日後之用。

05 澄清奶油或印度酥油存放在密閉容器冷藏，澄清奶油可保存大約 3 周，印度酥油可保存大約 4 周。

經典蒜泥蛋黃醬

（CLASSIC AIOLI）

每份多量營養素含量	脂肪	碳水化合物	纖維	蛋白質
126 大卡	14.1 公克	0.3 公克	0 公克	0 公克

份量	大約 ½ cup（每份 1 tbsp）	準備時間	10 分鐘	烹調時間	—

1 顆蛋黃

1 tsp 檸檬汁

2 顆大蒜，搗成泥狀

½ tsp 猶太鹽

½ tsp 第戎芥末

½ cup 特級初榨橄欖油

½ cup 葡萄籽油

少許黑胡椒粉

01 將蛋黃、檸檬汁、蒜泥、鹽和芥末放入中型碗攪拌均勻。

02 添加 1 tbsp 橄欖油攪拌均勻，直到油開始與其他成分融合。再慢慢少量穩定的倒入剩餘的橄欖油和葡萄籽油，過程中要不斷攪拌使油和蛋黃乳化融合。

03 用胡椒調味後即可食用，儲存在密閉容器中冷藏可保存 10 天。

變化版：培根蒜泥蛋黃醬。以溫熱培根脂肪取代 ½ cup 葡萄油。培根的脂肪應是液態狀，但不會燙到將蛋黃煮熟。適合的溫度在 38℃ 到 48℃ 之間。

烹飪科學

本章涵蓋烹飪和烘焙中營養素（脂肪、蛋白質和碳水化合物）的一般功能。纖維原則上並不算是一種營養素，不過，我們也將之納入本章，因為它屬於碳水化合物的細分類別。此外，你還可以找到有關特定成分類型的資訊，例如膨鬆劑、乳化劑和烹飪油脂，以瞭解這些在烹飪過程中的作用、如何影響配方，以及如何善用它們以達到預期的結果。

營養素

三種主要營養素是脂肪、蛋白質和碳水化合物。所有的飲食都含有這些營養素的組合，在第三章，我們研究了脂肪、蛋白質和碳水化合物如何在體內發揮作用；在這裡，我們將研究它們在食物和烹飪中的角色。

脂肪

烹調脂肪來自許多不同的動物和植物來源，包括牛奶脂肪中的奶油、來自豬的豬油、椰子中的椰子油、橄欖的橄欖油、各種堅果中的堅果油，以及穀物中的植物油。這些油脂可進一步分為飽和脂肪和不飽和脂肪；不飽和脂肪又可再分為單元不飽和脂肪和多元不飽和脂肪。

飽和脂肪主要存在於動物食物中，但也存在於一些植物來源，例如椰子油和棕櫚油。在室溫下，飽和脂肪是固體。不飽和脂肪主要存在於植物性食物中，例如穀類、堅果和種子，但也存在於多脂肪的魚類，如鮭魚。雖然不同的脂肪可用於不同的烹飪目的，我們將在本章稍後討論。一般來說，脂肪為我們帶來口感、質地和滑嫩度。

蛋白質

蛋白質來自動物和植物。蛋白質存在於動物的肌肉組織中；在植物中，蛋白質主要存在於穀物的胚芽中。胺基酸是蛋白質的基本成分，可以分為必需氨基酸和非必需氨基酸：你需要從飲食中獲得九種必需胺基酸，而你的身體可以自行製作十一種非必需胺基酸。在烹飪過程中，蛋白質可提供

結構、質地和厚度，並且作為一種聚合體，將食物結合在一起。

碳水化合物

　　碳水化合物來自植物來源，如水果、蔬菜和穀類。這些可以分解成許多類別，包括澱粉或多糖、纖維、寡糖、雙糖和單糖。穀物的結構是麩皮、胚芽和胚乳。麩皮是外層，含有纖維、礦物質和抗氧化劑。下一層胚芽含有脂肪、維生素和植物營養素。最後，胚乳主要含有碳水化合物和蛋白質。碳水化合物在烹飪中的一般功能包括提供結構、穩定性、軟化、延遲凝結、結晶（即硬化）和添加甜味。

纖維

　　存在於植物的膳食纖維無法被消化。纖維分為兩類：可溶性和不可溶性。可溶性纖維在加入水中時會溶解，不可溶性纖維則不會溶解，但兩者均可藉由腸道細菌發酵。纖維在烹飪中的作用是增加體積，吸收水分，將成分結合在一起，並且提高食物的整體營養密度。

食材及其功能

　　在閱讀本書中用於製作食譜的各種適合生酮成分之前，瞭解味覺非常重要：這是你在廚房努力後的終極評判！味覺有五種感應：鹹味、甜味、酸味、苦味和鮮味。在烹調鹹味或甜味的食物時，都要考量這五種味覺。其他影響味覺的因素還包括草藥、香料、調味料、萃取物、脂肪和油脂及甜味劑等成分，以及烹飪的時間和方法。

脂肪和油脂

　　如前所述，烹飪中的油脂功能是為食物提供口感、質地和滑嫩度。不同的脂肪具有不同的效果，善用正確的脂肪來完成手邊的任務以達到預期的結果很重要。簡而言之，脂肪含量較高的成分在室溫下為固態，多元不

飽和脂肪和單元不飽和脂肪含量較高的成分在室溫下為液態。以下為烹飪中一些最常見的脂肪和油脂。

奶油

奶油主要由飽和脂肪組成，因此它在室溫下呈固態。根據來源（即較高的乳脂或較低的乳脂）其脂肪含量在 70％ 至 80％ 的範圍內，其他 20％ 至 30％ 為乳清蛋白、乳糖和各種乳固體。 奶油可使麵團，如酥皮點心和餡餅皮呈片狀和具有鬆脆的口感；當奶油被加熱時，它會釋放出蒸汽，由於悶在麵團中進而成為一種天然的膨鬆劑。奶油還可透過與雞蛋中的卵磷脂產生交互作用，為食物增添風味，特別是烘焙食品。卵磷脂是一種乳化劑，這意味著它可以將通常不會被黏著的化合物結合在一起。當奶油中的脂肪與雞蛋中的卵磷脂結合時，它將脂肪與液體和其他化合物一起乳化，以產生更協調或均勻的風味。奶油是我們的朋友，不是敵人！

澄清奶油和印度酥油

澄清奶油和印度酥油（ghee）基本上是去除乳固體的奶油（參閱第 140 頁關於如何製作澄清奶油和印度酥油）。在去除乳固體後，這種奶油的發煙點變得更高（發煙點的探討請參閱第 147 頁）。

豬油

豬油是由豬肉脂肪製成的固態脂肪。豬油的功能類似奶油，可為烘焙食品提供風味、脆度、片狀和嫩度，但味道更強烈。這是因為豬肉脂肪中的某些結締組織和肌肉會使豬油帶有「豬肉香」。在經過提煉後，豬油要過濾殘渣保存。板油是由腎臟周圍的脂肪製成，被公認是最好的豬油。豬油在食譜中可代替奶油，只是用量要比奶油的用量少四分之一。

堅果、種子和植物油

堅果、種子和植物油源自許多植物，包括花生、榛果、葡萄籽、向日葵、

芝麻、大豆、玉米、橄欖和紅花植物等。這些油在室溫下呈液態，因為它們所含的不飽和脂肪比飽和脂肪多，適用於大火烹飪，由於它們往往有較高的發煙點，所以可在較高的溫度下使用而不會燒焦。在烘烤時，它們不僅提供嫩度，還能帶來口感，使食物更可口和潤滑。液體脂肪的主要優點之一是它們多數（特別是植物油）穩定性高可以保存，因此保存期限更長。由於口感溫和，通常用於製作醬料、香醋和調味汁。

椰子油

椰子油與堅果油不同，由於含有高濃度的飽和脂肪，在室溫下呈固態，但在加入烘焙食品中時，它的作用更像是堅果油。它無法為糕點提供片狀或鬆脆性，但它可以帶來柔嫩和耐人尋味的味道。椰子油約含 50％ 的 MCTs，使其有益於生酮飲食。此外，椰子油可以等量取代任何液體的堅果、種子或植物油。然而，用椰子油代替奶油或豬油等固體脂肪時，要使用比配方中所需的油少 25％。

MCT 油

中鏈三酸甘油脂（MCTs）是脂肪酸，可快速輕易燃燒生成酮體。MCT 油為 100％ 的 MCTs，在室溫下呈液態。因此，在烹飪時，它的作用如同液態油，而不是固態脂肪。因為它的發煙點相對較低，所以不適用於高溫烹飪，例如鍋燒烤、火烤或炒菜。但是，它可用於沙拉醬和相對低溫的烘烤。因為它有一種溫和的味道，因此適合搭配各種配料和口味。但是，請注意，大量的 MCT 油可能導致腸胃道併發症，所以在納入飲食時應謹慎使用以評估耐受性。如果你是 MCT 新手，先從一天 5 到 7 公克開始，並且慢慢累積使用量。

麵粉和黏合劑

傳統烘焙用的麵粉以穀物為基礎，當與水混合時會形成麩質，這是傳統烘焙製品所需的彈性和結構。當烘焙食品膨脹和擴大時，麩質會包覆麵

發煙點

　　油的發煙點是從它開始冒出煙霧和變味的溫度點算起，此時，油脂中的脂肪開始產生變化，這會影響食物的氣味和風味，有時會產生不良的味道。油的發煙點取決於各種因素，例如脂肪類型（飽和或不飽和）、使用的油量，以及油是否暴露於光線、濕氣、較高溫度或氧氣中。這種暴露會增加油中游離脂肪酸的含量，導致其氧化或開始分解。

　　另外，高度精煉的油脂具有更高的發煙點。以下是生酮飲食中常見的一般烹飪脂肪和油脂的發煙點。

烹飪脂肪和油脂	發煙點
亞麻仁油	107℃
葵花油	107℃ -224℃
特級初榨橄欖油	160℃
MCT 油	160℃
花生油	160℃ -232℃
奶油	177℃
椰子油	177℃
豬油	188℃
夏威夷核果油	199℃
芥花油	204℃
核桃油	204℃
芝麻油	210℃ -232℃
初榨橄欖油	216℃
特級淡味橄欖油	242℃
紅花油	266℃
酪梨油	271℃

團產生的氣體使麵團膨脹。麩質為許多麵包帶來耐嚼、海綿質地的口感，如法式麵包和英式鬆餅。揉捏的物理作用有助於產生麩質，取決於最終的產品，麵團揉搓的時間不同會形成不同的麩質。例如，法式麵包麵團比軟漢堡麵包麵團的揉捏時間更長。然而，在一些烘焙食品中，盡可能避免麩質：例如鬆餅，也就是較鬆軟的口感，而不是耐嚼酥脆，做法則是將成分快速攪拌均勻，不要揉捏。

麩質含量高的麵粉往往含有大量的碳水化合物，因此不適用於生酮飲食。在生酮飲食中，使用各種堅果和種子類的麵粉和膳食來替代小麥麵粉，以提供咀嚼感但不含碳水化合物。其中包括椰子粉、杏仁粉、榛子粉、榛子膳食、花生麵粉、亞麻籽膳食、大麻籽粉和歐車前殼。乳化劑如黃原膠、瓜爾豆膠和纖維素膠通常用於生酮烘焙，以結合這些麵粉，並保留最終成品的濕潤度。

堅果醬、亞麻籽、奇亞籽和洋車前子纖維粉等研磨種子也可以作為無麩質麵粉的黏合劑，因為它們能夠吸收水分。使用低碳水化合物、無麩質麵粉製作烘焙食品時，如果將這些替代麵粉與黏合劑混合時，你就有機會達到類似高碳水化合物、高麩質食品的口感。

另一種在烘焙烤食品中效果很好的黏合劑是乳清蛋白粉。根據所使用的蛋白質粉末和替代麵粉的類型，你可以製造出與「真正」產品非常相似的最終成品。乳清分離蛋白和酪蛋白的混合物如多用途蛋白粉是烘焙的最佳選擇。不僅適合複製小麥麵粉的口感、質地和黏稠度，而且還包含黃原膠和纖維素膠以將烘焙食材黏合在一起。

膨鬆劑（Leaveners）

膨鬆劑可促使烘焙製品膨脹，使質地變鬆軟。我們可以透過物理法或使用膨鬆劑，例如小蘇打或烘焙粉（化學製劑）或酵母（生物製劑）來達到發酵的目的。在生酮烘焙製品中，我們會使用物理法和化學膨鬆劑，但不會使用生物膨鬆劑，原因如下：

物理膨鬆法的例子包括鮮奶油和甜味劑或打發的蛋白所形成的蛋白糖

霜。當以這些作法將空氣摻入烘焙製品中時，在烘焙製品加熱後會膨脹，從而使烘焙製品膨起。

膨鬆劑透過產生二氧化碳氣泡包覆在烘焙製品中使其膨脹。化學膨鬆劑有小蘇打和發酵粉。當這些膨鬆劑（基質）中的碳酸氫鈉與酸性成分，如檸檬汁或醋以及水接觸時會產生二氧化碳。小蘇打純粹是碳酸氫鈉，會與烘焙製品中的酸性化合物產生反應。例如，在第 122 頁的藍莓蛋糕食譜中，小蘇打與檸檬汁混合產生的二氧化碳有助於派皮鬆脹上升。然而，在沒有使用酸性成分如檸檬汁的配方中，使用烘焙粉，也就是小蘇打粉與酸性化合物（通常為硫酸鋁鈉和磷酸一鈣）的組合效果比較好。當與水混合時，烘焙粉會引起化學反應產生二氧化碳，從而增加烘焙製品的體積。例如第 128 頁的胡蘿蔔蛋糕食譜，在這個配方中我們使用烘焙粉，因為麵糊不含酸性的成分。

酵母是一種生物膨鬆劑。像化學膨鬆劑一樣，它會產生二氧化碳，不過它是透過自然發酵的過程。酵母是一種微小的單細胞生物體，它將其食物（碳水化合物）轉化為二氧化碳和乙醇，然後透過麩質機制將氣體包覆在烘焙製品中，使其體積膨脹。在生酮烘焙中我們很少使用酵母，因為生酮烘焙製品中幾乎不含碳水化合物。

甜味劑

糖是任何添加甜味食品的標準成分，但還包括其他甜味劑如蜂蜜、楓糖漿、龍舌蘭花蜜、椰子糖、玉米糖漿和水果。所有這些甜味劑都是高碳水化合物，因此不列入生酮飲食。你可以使用無熱量甜味劑來取代含有熱量的甜味劑，其中兩大類非熱量甜味劑為人工甜味劑和糖醇。

人工甜味劑可由植物甚至糖製成。由於它們的甜味指數比糖甜，所以通常會與麥芽糖糊精或葡萄糖這類的糖結合作為商業用途的載體。如果你想避免載體（麥芽糖糊精或葡萄糖），你可以選擇「純」的類型，也就是不含添加劑的人工甜味劑。這些純甜味劑在使用上要非常謹慎，因為它們非常的甜。例如，第 120 頁上的巧克力花生軟糖配方只需要極少量的純蔗

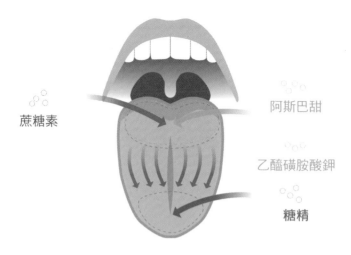

阿斯巴甜

蔗糖素

乙醯磺胺酸鉀

糖精

附錄圖表 1. 不同的人工甜味劑如何滿足味覺。

糖素（三氯蔗糖），其甜度約為糖的六百倍。其他無熱量人工甜味劑包括乙醯磺胺酸鉀（acesulfame potassium）、阿斯巴甜、紐甜（neotame）和糖精（saccharin）。

　　人工甜味劑對味覺有不同的衝擊，這就是為何通常將它們合併使用。例如，蔗糖素先衝擊舌根然後慢慢朝舌頭前方；阿斯巴甜和乙醯磺胺酸鉀在舌背上的甜味更勝於舌面。糖精在舌尖的甜味更勝於背部。但是，正如我們之前提及的那樣，我們真的不鼓勵使用糖精。

　　近年來出現一種相對較新的甜味劑是僧果或羅漢果，這種水果原產於中國南部，在傳統中藥中已經使用好幾個世紀，直到二〇一〇年，美國食品藥物管理區才批准將其用作甜味劑。這種來自水果製成的甜味劑比蔗糖甜約四百倍，僧果幾乎不含卡路里，因此可以用於生酮飲食。

　　另一種屬於天然甜味劑的是甜菊。甜菊來自甜葉菊植物，含有一種名為甜菊醇糖苷的化合物，它們被提取並製成一般的甜菊甜味劑。甜菊比糖甜約三百倍，因此，甜味食品添加只需要非常少量。研究指出，甜菊非常安全，並且具有多種保健益處，如抗菌、透過降低肝臟中的葡萄糖產生以降低血糖、改善胰島素敏感性、具有抗炎特性和保護肝臟的功效。

　　糖醇存在於植物中，不像人工甜味劑那樣不含卡路里。它們的熱量範

附錄圖表 **2.** 各種甜味劑的比較。

家庭用甜味劑的比較				
糖 砂糖、紅糖	🌿 天然 甜味劑	❤ 促使 血糖升高	每湯匙 10-20 大卡	⬛ 甜味基線
天然甜味劑 蜂蜜、楓糖漿、 糖蜜、龍舌蘭花蜜	🌿 天然 甜味劑	❤ 促使 血糖升高	每湯匙 20-65 大卡	比糖甜 1.25–1.5 倍
甜菊	🌿 天然 甜味劑	❤ 不會使 血糖升高	無熱量	比糖甜 150 倍
阿斯巴甜	🧪 人工 甜味劑	❤ 不會使 血糖升高	無熱量	比糖甜 200 倍
糖精	🧪 人工 甜味劑	❤ 不會使 血糖升高	無熱量	比糖甜 300-500 倍
蔗糖	🧪 人工 甜味劑	❤ 不會使 血糖升高	無熱量	比糖甜 600 倍

左側縱向標示：甜｜較甜｜最甜

圍從每公克 1.5 到 3 大卡，而一般糖每公克則有 4 大卡。糖醇包括赤藻糖醇、麥芽糖醇、甘露糖醇、山梨糖醇、木糖醇、乳糖醇和異麥芽酮糖醇。糖醇的甜度範圍不等，儘管其中大部分的甜度都不如糖。不過要留意，它們可能會導致腸胃不適，如胃脹氣、腹脹、便秘和腹瀉。正如你在附錄圖 3 所示，通常在「無糖」的糖果中所看到的一些糖醇，如麥芽糖醇和聚葡萄糖醇（polyglycitol），都會使血糖指數飆升，因此不建議大量使用。

近年來出現兩種新的成分：功能纖維和稀有糖。

功能纖維存在於少數植物中，當添加到食品中可以提高甜度並且增加營養密度。這些纖維是由短鏈碳水化合物的混合物組成，往往非常甜，但對我們的腸道酶而言相對較難消化。其中包含異麥芽低聚醣（IMO）、菊糖和可溶性玉米纖維。

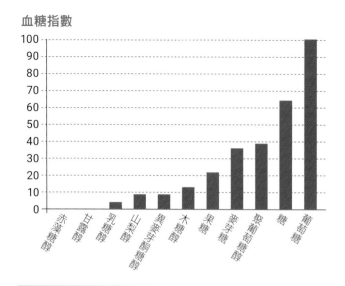

血糖指數

100
90
80
70
60
50
40
30
20
10
0

赤藻糖醇　甘露醇　乳糖醇　二麥芽三糖醇　異麥芽酮糖醇　木糖醇　果糖　麥芽糖　聚葡萄糖醇　糖　葡萄糖

附錄圖表 3. 各種甜味劑的血糖指數。

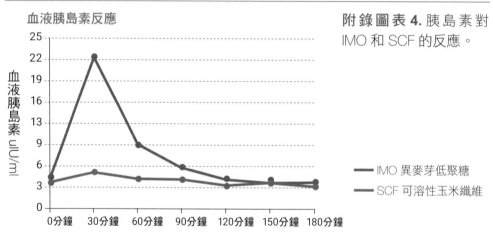

血液胰島素反應

血液胰島素 uIU/ml

25
22
19
16
13
9
6
3
0

0分鐘　30分鐘　60分鐘　90分鐘　120分鐘　150分鐘　180分鐘

— IMO 異麥芽低聚糖
— SCF 可溶性玉米纖維

附錄圖表 4. 胰島素對 IMO 和 SCF 的反應。

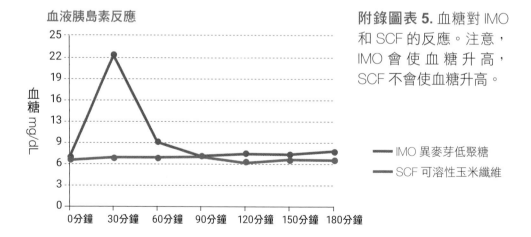

血液胰島素反應

血糖 mg/dL

25
22
19
16
13
9
6
3
0

0分鐘　30分鐘　60分鐘　90分鐘　120分鐘　150分鐘　180分鐘

— IMO 異麥芽低聚糖
— SCF 可溶性玉米纖維

附錄圖表 5. 血糖對 IMO 和 SCF 的反應。注意，IMO 會使血糖升高，SCF 不會使血糖升高。

與其他類型的纖維不同，IMOs 會提高血液中的胰島素和葡萄糖水平，如附錄圖 4 和圖 5 所示。 IMOs 的甜度大約為糖的一半，可以以液態的形式存在，很容易即可添加到任何配方中；只需要用 25％ 到 50％ 的 IMO 來代替配方所示的甜味劑。IMOs 對血糖和胰島素升高的影響與緩慢消化的燕麥相似。

菊糖也是一種功能纖維，但與 IMO 不同，它不會影響血糖或胰島素。然而，在相對較少的量（5 至 10 公克）中，菊糖已被證實對初次使用者而言，可能會引起極度的腸胃不適，但久而久之，若持續將菊糖摻入飲食中，腸胃的問題會趨於減緩。菊粉呈粉末狀，易溶於水且略甜。當在食譜中使用時，請選擇較小的數量：單份食譜 3 至 5 公克或大份食譜 8 至 12 公克。

可溶性玉米纖維（SCF）是一種多用途纖維，其外觀和甜味與 IMO 相似，這種成分的好處是它幾乎不會使血糖或胰島素升高。可溶性玉米纖維中的糖分子難以被消化系統中的酶消化，目前的研究指出它的消化率最低。可溶性玉米纖維對腸道細菌也有有益的影響，在相對較低的劑量下，SCF 已被證實具有與菊糖相同的腸胃效益，且不會造成腸胃不適。可溶性玉米纖維有助於分泌激素 PYY 和 GLP-1，這可以增加飽足感並降低飢餓感，這對生酮飲食來說是一個很好的選擇，因為它賦予類似碳水化合物食物纖維的益處，可促進腸道健康、減少飢餓、對血糖幾乎沒有影響，以及與高果糖玉米糖漿具有相同的甜度。

瞭解人工甜味劑、糖醇、功能纖維和稀有糖之間的差異是優化生酮飲食的關鍵。儘管有些產品聲稱是「無糖」，但為了避免可能讓你脫酮的食物，下功夫學習並瞭解「糖」的定義非常重要。

調味品、調味料、提取物和香料

調味品、調味料、提取物和香料都有助於增強食物的風味，但每種用途都不同。例如，鹽會與食物中的分子產生交互作用，讓食物更容易刺激味蕾。鹽可增添風味、增加甜度、減少苦味，並且穩定酸味，取決於食物中這些香料的濃度和使用鹽的量。許多食譜指示你添加的鹽要適量並「品

嚐」，因為許多因素會影響食物的最終味道；因此，要求準確的鹽量未必會達到最佳的口感。同樣的規則也適用於黑胡椒，在食物中添加黑胡椒並不會使其變辣，而是為了啟動舌尖的味蕾，以允許更多和更強烈的味道，讓味覺更豐富，這就是為什麼在烹飪時要品嚐食物的原因：這不僅可以讓你瞭解菜餚的風味，還可以讓你知道接下來需要添加什麼以提升用餐的體驗。

調味品和提取物是一種特定香料的精華來源。這些香料物質被浸泡或溶解在濃烈的酒精中（通常是白朗姆酒），因為酒精容易吸取風味。酒精中的調味料非常濃縮，因此用於配方中只需要極少量。調味料和提取物對生酮烹飪來說非常適合，因為它們可提供非常廣泛的風味。

香料在任何廚房中都是通用的配料。它們不僅提供特殊風味的化合物和口味，而且還可以提升用餐的體驗。

烹調術語

彈牙（Al dente）。源自義大利語，通常用於描述義大利麵的烹飪時間，直到耐嚼有彈性，不軟或糊狀，但尚未全熟。但是，由於生酮飲食不包含麵食，所以在本書中，我們將其用於烹飪蔬菜。當蔬菜煮到彈牙時，它們少了原始的泥土味，但不會變軟或呈糊狀。烹飪時間會根據蔬菜的大小、切塊和種類而定；因此，在整個烹飪過程中試吃蔬菜是避免不熟或過熟的關鍵。

川燙（Blanch）。這是一種烹調蔬菜的技巧，目的是讓蔬菜半熟，以便快炒。在川燙蔬菜時，你需要一個盛滿四分之三水的大平底鍋或湯鍋，蓋上鍋蓋用大火將水煮沸。如果使用鹽，應在水煮沸後再添加到水中。食物裝在濾勺或濾鍋中，按照食譜要求的時間川燙或直到彈牙的程度。

浸泡鹽水（Brine）。將肉類（通常是家禽）浸泡在水和鹽的溶液中，目的是增加肉類煮熟後的濕潤度。當肉類浸泡在鹽水中時，它會經歷以下兩個關鍵過程，這兩者都有助於預防肉類在烹調過程中變乾：首先，水被

吸收進入肉類細胞以增加濕潤度；其次，鹽會使肉中的蛋白質變性，從而保留水分。鹽水的標準比率為每 1 杯水加 1 湯匙的鹽，但鹽的量可以增加，取決於要浸泡鹽水的蛋白質大小。根據被浸泡的蛋白質大小和重量，這個過程可能需要 30 分鐘到幾天。此外，鹽水中可添加多種調味料，如草藥、香料和提取物，以增添肉的風味。

焦糖化（Caramelization）。麵粉、糖漿和蔬菜中的糖，因受熱產生交互作用開始變成褐色的過程，焦糖化會改變食物的味道和質地。

去漬收汁（Deglaze）。炒菜或煎肉會產生梅納反應使肉變成褐色，同時也會在鍋面留下棕色的殘渣，這可使醬汁或調味料更加美味。為了讓鍋子去漬，你可以將熱的湯汁、酒或液體倒入加熱以去除這種褐色美味的殘餘物。當加入去漬液體後，用抹刀或其他工具輕刮鍋面以釋出美味的殘渣。

撈浮油（Depouillage）。源自法語，語譯為「去脂」。這個術語意指去除在烹調湯品、高湯或醬汁時可能產生的脂肪。你可以讓鍋子或湯鍋只接觸火爐一邊，使其只有一半受熱，然後把液體煮沸，讓脂肪浮到一邊。接下來，使用勺子將浮在上層的多餘脂肪去除。

去水（Disgorge）。去除蔬菜中多餘的水分。一些蔬菜如茄子、南瓜和櫛瓜的含水量非常高，因此在用高溫加油烹飪時效果往往不佳，因為含水量高很難產生焦糖化。此外，茄子等蔬菜由於含有酚類化合物通常帶有苦味，因此去水不僅可以減少茄子的水分，同時還可以消除它的苦味。如果你計畫油炸、烘烤或火烤含水量較高的蔬菜時，最好事先將蔬菜去水。（如果你計畫水煮或清蒸蔬菜，那你就不需要這道手續。）去水時，先將切好的蔬菜放入漏勺，然後放在容器或水槽上，用猶太鹽輕輕抹在蔬菜上，之後靜置 30 到 60 分鐘。這個過程可以去除蔬菜中的多餘水分，以確保更適合用於烹調中。

拌入（Fold）。均勻混合食材，同時保持體積不變。大多數情況下，這個術語是用在描述將較輕型的食材（例如打發的蛋白或奶油）摻入較重型的食材（如麵糊）中的作法。由於打發的原料中摻入空氣，所以要將其

輕輕拌入另一種食材以保存其體積，以便最終產品在烹飪後可以膨脹並保持體積。

同質化（Homogenous）。為了讓食材同質化，過程中要將材料攪拌均勻，使其口味、質地和顏色平均分佈。

梅納反應（Maillard reaction）。梅納反應又名梅納褐變，是肉類變為褐色，因為肉中的糖和蛋白質之間的反應引起的。當加熱時，蛋白質會分解，導致肉的味道、質地和氣味產生變化。

醃漬（Pickle）。醃漬是在冷藏技術尚未問世前一種保存食物的方法，但今日仍然適用。最常見的形式是將蔬菜、水果或肉類浸泡於水、醋和鹽的溶液中。醃漬的目的是將食品的酸鹼值降至 4.6 以下，以免細菌生長。此過程通常在室溫下完成。如果遵循適當的食譜，醃漬食品可以長期保存。

高速瞬轉（Pulse）。以 1 到 2 秒為單位將食材放入食品加工機或攪拌機，以確保食材適當混合，不會在攪拌機或食品加工機內呈漩渦狀空轉，並且讓你可以掌握混合食品的濃稠度。

高溫快煎（Sear）。用少量油在極高的溫度下烹飪食物。以高溫快煎的肉類外表會變酥脆、呈褐色，稱為梅納褐變。這種技術非常適合為牛排、烤肉和家禽類添加風味，為菜餚增添更多的美味。

冰鎮（Shock）。將煮熟的食物浸入極冷的水中以停止烹飪的過程。冰鎮蔬菜的步驟通常是在川燙過程之後。為了冰鎮蔬菜，事先將碗或容器加入冰塊和水，然後將川燙後的蔬菜浸入冷水中以中斷烹飪過程。

炒煮出水（Sweat）。用少許油在低溫下烹調蔬菜。目的是在添加其他食材前先將蔬菜部分烹調或軟化，使其風味釋出。當炒煮蔬菜時，多餘的水分會釋出（在此過程中，蔬菜表面會出現水珠，因此稱為「出汗」）。炒煮的蔬菜可以用於湯品、醬汁、燉菜或任何需要突顯該蔬菜的菜餚。

打發（Whip）。打發是用來製作蛋白糖霜或奶油，透過劇烈攪拌蛋白或鮮奶油 1 到 3 分鐘，形成一個混入空氣的巨型混合物。

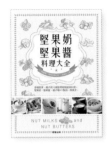

堅果奶、堅果醬料理大全

凱薩琳‧阿特金森 著 張鳳珠 譯／定價390元

乳糖不耐症的最佳食譜來了！
教你輕鬆手作堅果奶與醬！
把堅果變營養好吃的秘訣，其實很簡單，只需浸泡再加水打成奶或糊，新鮮美味又便宜！同時介紹各種堅果、種子的營養與秘訣，教你自製堅果奶、堅果醬，並示範72道米其林級的經典料理食譜。

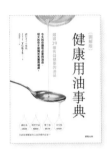

圖解版健康用油事典：

從椰子油到蘇籽油，找到並選擇適合自己的油品

YUKIE 著／高淑珍 譯／定價：380元

衷心期盼這本書能為你締造與「命運之油」邂逅的良機。
「油」是人體不可或缺的物質。我們的身心能否健康美麗，一切都深受「油」的影響。它不僅是構成身體細胞所需的重要成分，提供身體代謝能量，與我們的心臟、血管、神經、荷爾蒙或皮膚、毛髮等，都有密切的關係。

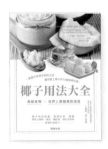

椰子用法大全：

一瓶椰子油搞定你的生活，讓你愛上椰子的70道神奇料理

凱薩琳‧阿特金森 著 郭珍琪 譯／定價320元

簡單、天然！吃出椰子的驚人療癒力！
70道經典美味料理，主餐、甜點、飲品一次搞定！
椰子含有豐富的鉀、鎂等礦物質，而且熱量低、不含脂肪與無膽固醇，近期研究還發現能預防阿茲海默症，知道椰子有許多驚人的療效，本書教你如何將椰子變成一道道美味的料理，讓你吃得開心又健康！

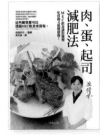

肉、蛋、起司減肥法

渡邊信幸 著 盧宛瑜 譯／定價350元

日本熱議！餐餐吃肉也能減肥！
超過4000人嘗試，能減去10~20kg並改善體質！
你想擁有窈窕又健康的身體嗎？想要離美夢中的自己更近嗎？讓沖繩的渡邊醫師帶你一次了解什麼是MEC飲食，從預防醫學而生的不忌口減肥術，讓你越吃越瘦越健康，餐餐吃得開心又能維持體態！

國家圖書館出版品預行編目（CIP）資料

生酮飲食聖經：食譜篇 / 雅各・威爾森（Jacob Wilson）& 萊恩・
羅力（Ryan Lowery）著；郭珍琪譯. -- 初版. -- 臺中市：晨星，
2018.09
　　面；　公分. -- (健康與飲食；125)
譯自：The ketogenic bible : the authoritative guide to ketosis
ISBN 978-986-443-498-5（平裝）

1. 健康飲食　2. 食譜

411.3　　　　　　　　　　　　　　　　　　　　　107013057

健康與飲食 125

生酮飲食聖經：食譜篇

作者	雅各・威爾森（Jacob Wilson）& 萊恩・羅力（Ryan Lowery）
譯者	郭珍琪
主編	莊雅琦
執行編輯	劉容瑄
封面設計	柳佳璋
美術設計	張蘊方

創辦人	陳銘民
發行所	晨星出版有限公司 407台中市工業區30路1號 TEL：(04)2359-5820　FAX：(04)2355-0581 行政院新聞局局版台業字第2500號
法律顧問	陳思成律師
初版	西元2018年9月1日

總經銷	知己圖書股份有限公司 106 台北市大安區辛亥路一段 30 號 9 樓 TEL：02-23672044 / 23672047　FAX：02-23635741 407 台中市西屯區工業 30 路 1 號 1 樓 TEL：04-23595819　FAX：04-23595493 E-mail：service@morningstar.com.tw 網路書店 http://www.morningstar.com.tw
郵政劃撥	15060393（知己圖書股份有限公司）
讀者專線	04-23595819#230

印刷	上好印刷股份有限公司

定價350元

ISBN 978-986-443-498-5

Complex Chinese Translation copyright© 2018 by MORNINGSTAR PUBLISHING INC.
THE KENTOGENIC BIBLE:The Authoritative Guide to Ketosis
Original English Language edition Copyright©2017 by Jacob Wilson and Ryan Lowery
All Rights Reserved.
Published by arrangement with the original publisher, Victory Belt Publishing Inc. c/o Simon &
Schuster, Inc. through Andrew Nurnberg Associates International Limited.

═══ 填回函 · 送好書 ═══

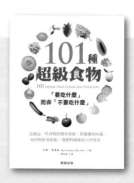

填妥回函後附上76元郵票寄回即可索取

《101種超級食物》

本書將告訴讀者，對於食物的態度應該是「要吃什麼」，
而非「不要吃什麼」，作者將101種食物的歷史、檔案一一詳列，
並教導讀者如何運用、料理這些食材。
最重要的是，吃這些食物不僅能夠對你的身體帶來健康，
還能預防疾病，成為你的體內救星！

特邀各科專業駐站醫師，為您解答各種健康問題。
更多健康知識、健康好書都在晨星健康養生網。

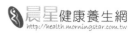
http://health.morningstar.com.tw

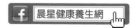